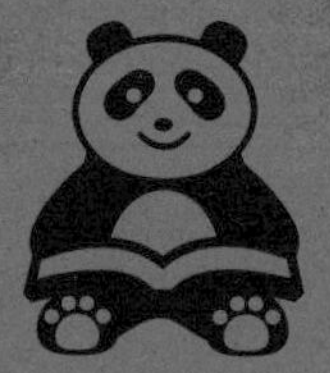

读客® 家庭健康必备书

实用，有效，安全

抽烟喝酒防癌书

及早发现并战胜不良习惯引发的大病征兆

医学博士 柳垂亮
中华人民共和国医师编号：
110440604000973
著
医学教授 李万瑶
中华人民共和国医师编号：
141440000300623

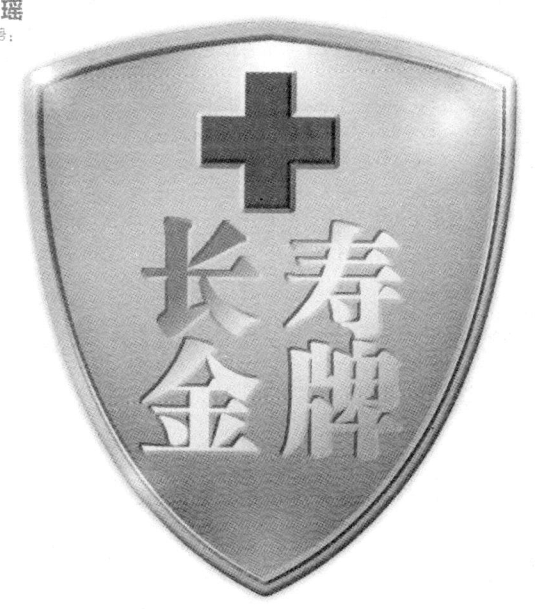

廣東省出版集團
广东科技出版社
·广 州·

图书在版编目（CIP）数据

抽烟喝酒防癌书: 及早发现并战胜不良习惯引发的大病征兆 / 柳垂亮, 李万瑶著. — 广州: 广东科技出版社, 2014.1
ISBN 978-7-5359-6003-0

Ⅰ.①抽… Ⅱ.①柳…②李… Ⅲ.①生活—卫生习惯—关系—健康—基本知识②疾病—预防（卫生）—基本知识 Ⅳ.①R163②R4

中国版本图书馆CIP数据核字(2013)第233197号

CHOUYAN HEJIU FANGAISHU

责任编辑：赵雅雅
特约编辑：符马活　读客黄思懿　读客梁余丰
封面设计：读客车锦华
责任印制：罗华之
出版发行：广东科技出版社
（广州市环市东路水荫路11号　邮政编码：510075）
http://www.gdstp.com.cn
E-mail：gdkjyxb@gdstp.com.cn（营销中心）
E-mail：gdkjzbb@gdstp.com.cn（总编办）
经　　销：广东新华发行集团股份有限公司
排　　版：广东科电有限公司
印　　刷：北京盛兰兄弟印刷装订有限公司
（北京市大兴区黄村镇西芦城黄鹅路西　邮政编码：102612）
规　　格：680mm×990mm　1/16　印张15　字数200千
版　　次：2014年1月第1版
2014年1月第1次印刷
定　　价：29.90元

出版说明

进入21世纪以来，癌症已成为危害人类健康和生命的重大问题。有研究资料显示，目前我国每年新发癌症患者数250万人左右，每年癌症死亡人数大约170万；癌症已成为65岁以下国人的第一死因，目前我国每死亡5个人就有一个人死于癌症。

许多国内外医学研究显示，不合理的饮食习惯和生活方式是引发癌症等大病的罪魁祸首。现代人生活节奏快、工作压力大，养成了许多不良的生活习惯，如抽烟、喝酒、偏食、熬夜、久坐等。这些习惯起初只会引发身体上的小毛病，但如果亚健康状态长期维持，大病也可能随之产生，这其中就包括人类健康的头号杀手——癌症。

其实，早在1981年，世界卫生组织就公开宣告："1/3的癌症可以通过早发现、早诊断、早治疗进行治愈，1/3可以通过适当治疗延长生命时间和提高生活质量。"中医也有"治未病"的思想，意思是说要在疾病还未完全形成的阶段就对它进行防护，避免进一步恶化。

可是在现实生活中，很多人对于癌症的认识度不够，认为癌症离自己很远，对怎样科学预防癌症也是一知半解。针对这样的现状，笔者在二十余年的临床从医经历中筛选出典型病例，附上自己的评价和给读者的忠告，写成本书。本书所涉病例都有一些共同特点：患者和家人的麻痹大意和对相关疾病的防治知识的不了解导致原本能治、好治的病拖延到难治、难好的阶段，这不仅加重了家庭的经济负担，也严重影响到患者的生存质量。

希望广大读者能从本书的病例中汲取获得健康的智慧，学会用科学的办法预防癌症、抗击癌症，将癌症的危害降到最低。

我们衷心欢迎医学界的专业人士和广大读者为本书提出宝贵的意见和建议，我们在此深表谢忱！并祝您和您的家人永远健康、幸福！

医学博士、主任医师 柳垂亮

（中华人民共和国医师编号：110440604000973）

医学教授、博士生导师 李万瑶

（中华人民共和国医师编号：141440000300623）

2013年9月

目 录

第二章 熬夜加班很辛苦，注意防癌保健康

第三章 有暴食偏食坏习惯，警惕癌症盯上你

第四章　多注意身体卫生，是预防癌症的重中之重

第五章　远离有毒环境，癌症自然远离你

第六章 老年人怎么防癌，全家都应予以关注

第七章 儿童和孕妇是弱势群体，更要注意防癌

第八章 有家族病史，注意防范，大病就会躲着你

第一章

经常抽烟喝酒，及早防癌很重要

抽烟、喝酒的习惯很不好，相关癌症征兆更应及早知道。

现代医学研究证实，抽烟和过量喝酒会对心脑血管、消化道等产生严重损伤。现在我国的“烟民”“酒民”队伍一年比一年庞大，很多人出于应酬而不得不大量抽烟、喝酒，这严重危害了身体的健康。

如果您嗜好抽烟、喝酒，并发现有声音嘶哑、呼吸困难、舌面溃疡、脸色发黄、血压升高等症状，就可以对照本章内容来查查看，避免让小病发展成大病。

在本章中，医学博士结合多年临床经验，为您讲述抽烟喝酒人士必须懂得的癌症等大病的自查方法，希望对您有用。

1. 长期抽烟声音哑，注意预防喉癌

征兆：声音长期嘶哑，咽喉部异物感。

大病：喉癌。

致病习惯：①长期抽烟喝酒。②平时口味重，爱吃火锅、烧烤等。

潘先生是单位的领导，也是一个“烟民”。每个星期潘先生都大会小会不断，听取下属发言报告的时候，他总是烟不离手。最近半年，大家发现他的声音越来越嘶哑了，变成了“豆沙喉”。潘先生也总觉得喉咙像被什么堵住似的，但他并没有放在心上。直到前一段时间，他得了一次感冒，喉咙的嘶哑程度加重了很多，几乎说不出话，他才警觉起来，到医院做了检查。不查不知道，一查吓一跳，潘先生被诊断为晚期喉癌！

好端端的喉咙为什么会长出肿瘤呢？大量抽烟是最主要的诱因。烟草产生的烟雾害处很大，它可以使喉部黏膜的纤毛运动变慢，甚至停止，这样黏膜就会出现水肿和出血。接着，上皮组织会渐渐增生、变厚、鳞状化。久而久之，原先的小病会演化成癌变。由于喉癌出现在喉咙处，所以即使肿瘤的体积再小，也会令患者出现声音嘶哑的症状和喉部异物感。

除了抽烟，长期喝酒也会诱发喉癌。因为酒精会损坏黏膜上皮，慢慢令它发生癌变。最令人担心的是，“烟酒”往往不分家，所以同时具有以上两种不良生活习惯的人士就更要注意了。还有一些人对火锅、麻辣烫、烧烤等情有独钟，隔三差五就吃一次，这也会诱发喉癌。原因在于，“重口味”的饮食习惯和不恰当的烹调方式都会使我们的喉部“很受伤”。

当然，喉癌的早期症状，例如声音嘶哑、咽喉部异物感、经常下意识清嗓子、刺激性干咳等同样也是一些常见呼吸道疾病的症状。有些患者在出现以上症状后以为这只是普通的上火，就用喝凉茶来解决，这当然收效甚微。和其他常见呼吸道疾病不同的是，早期喉癌的症状十分反复。如果声音嘶哑超过半个月，接受治疗后病情也没有好转，我们就应当接受细致的喉部检查，千万不能掉以轻心。

防治指南

自我检查：对照检查自己有无以下症状。

1.长时间声音嘶哑，并有加重的趋势。

2.咽喉部有异物感和疼痛感。

3.痰中带血。

4.呼吸困难。

5.触摸到颈部淋巴结转移了位置。

挂号科别：耳鼻喉科

治疗与保健：一般来说，早中期喉癌的治疗效果比较理想，患者的五年生存率可达到七成至九成。喉癌转移到淋巴结的数量越多，体积越大，治疗起来的难度也越大，患者的五年生存率也会降低。喉癌的治疗手段主要是手术和放射治疗，化学治疗和免疫治疗的使用频率低于前两者。一般情况下，喉癌手术都以保存喉功能为原则，只有在肿瘤范围太广的情况下才会考虑全喉切除术。

 2．咳嗽加胸痛，小心肺癌作怪

征兆：呼吸困难，胸痛伴干咳，甚至咯血，说话时声音嘶哑。

大病：肺癌。

致病习惯：①长期大量吸烟或被动吸烟。②常吃煎炸食物。③长时间接触汽油或厨房油烟。

汪老伯刚过完七十大寿，儿女们也都很孝顺，大家都说汪老伯是一个有福气的人。可最近一段时间他却吃尽了苦头——每天咳嗽不断，经常咳出白色的泡沫状的浓痰，胸部也痛得厉害，疼痛剧烈时常伴有咯血。由于汪老伯有十多年的慢性支气管炎（简称“老慢支”）病史，平时还经常抽烟，他便以为这次也是旧患复发，就让儿子买了一些抗炎、止咳化痰、平喘的药来自行服用。谁知服用了一段时间的药物后，汪老伯的病情非但没有好转，反而逐渐加重了，出现了呼吸困难的症状。汪老伯到医院接受胸片检查，结果显示其左侧肺部可见一毛刺状阴影，而CT平扫结果显示汪老伯已患左侧中央型肺癌。

这一结果令全家人都惊呆了。大家心里有这样的疑问：汪老伯为什么会患上肺癌呢？

其实原因很简单，患者本来就有老慢支，这说明他肺部的功能很差，对烟草毒物的抵御力也比健康人弱很多。患者又恰恰嗜烟如命，这给他脆弱的肺增加了很重的负担。久而久之，肺癌就悄悄地跟上了汪老伯。

肺癌是癌症中的“忍者”，很难被察觉，等到肺癌被确诊，往往已经发展到了晚期。为了争取宝贵的治疗时间，我们除了要定期接受体检之外，日常也要留心是否有肺癌的早期征兆。

肺癌的一个早期征兆是咳嗽。肺癌组织是生长在支气管肺组织上的，会对呼吸道产生刺激，因此肺癌患者会经常咳嗽。有时患者咳嗽非常剧烈，还会咳出血来。这是因为剧烈的咳嗽会损及肿瘤及其表层，使肿瘤表面的血管发生破裂。但一般情况下，肺癌的咯血量不会很多，血液往往是和痰液混合，且出血时有时无，持续的时间也不会很长。

令人头痛的是，肺癌的早期征兆还很容易和其他肺科疾病混淆。像汪老伯，过去就患有老慢支，因为老慢支的症状和肺癌比较相似，所以耽误了不少治疗时间。对此，有没有更加好的判断方法呢？这里要遗憾地告诉大家，除了去医院接受检查，还真是没有更准确的方法可以让我们发现早期肺癌。不过最新医学研究发现，肺部出现肿瘤后，患者支配声带活动的喉返神经会受到压迫，声带的闭合会出现障碍。简单说来，肺癌患者会突然觉得声音变得嘶哑，或者说话很困难。严重起来，患者没过几天就会完全说不出话来，无论怎么休息和服用抗炎药也没有作用。这种情况虽然不是人人都有，但也可以作为参考。

前面说到，肺癌的形成与长期抽烟有很密切的关系。而不抽烟的人群中，经常吃高温煎炸食物以及长期接触厨房油烟和汽油的人，患肺癌的概率也很高。为了预防和治疗肺癌，首先要戒烟和避免吸入二手烟，其次要多吃富含维生素A和硒的食物，比如胡萝卜、菠菜、海蟹、虾等。

防治指南

自我检查：如果有以下情况，又长期抽烟，就需要警惕患上肺癌的可能。

1.咳嗽、咳痰和咯血。

2.声音嘶哑。

3.长时间低热。

4.胸部的轻度胀痛，气闷和气急。

挂号科别：胸外科、呼吸内科

治疗与保健：肺癌早期症状比较隐蔽，有一部分人甚至没有明显的早期症状。据统计，有2/3的肺癌患者在确诊时已经失去了手术根治的机会。因此早发现、早治疗是提高肺癌治愈率的关键。在日常生活中，戒烟是预防肺癌十分重要的环节。

 3．胸部肿痛老咳嗽，应该警惕肺气肿

征兆：气喘、咳嗽、呼吸困难、紫绀、胸闷、桶状胸，天冷尤剧。

大病：肺气肿。

致病习惯：①抽烟。②经常待在封闭的空间里，户外活动少。

两年前，老肖被分配到北方某座城市工作。由于一个人在一座陌生的城市生活工作，压力巨大。而老肖缓解压力的办法就是抽烟，每天的抽烟量比原来足足多了一包！再加上他所处的城市比较靠近沙漠，烟尘很大，没过多久老肖就落下了咳嗽这个毛病。

老肖发现，这个咳嗽还真不好对付，咳起来不但上楼梯会喘不过气，连走平路也会气喘。他去看了好几次中医，医生说是肺气虚。在医生的嘱咐下，老肖吃了几个月的中药，身体状况好像好了一点，但天气一冷，咳嗽、气喘的毛病又出现了。咳着咳着，他的胸腔居然像被吹了气似的肿了起来。这下老肖害怕了，连忙去大医院挂了个号，结果居然被诊断为阻塞性肺气肿。

肺部肿起来，看上去很不可思议，却是肺气肿的一个典型症状。我们知道，肺的作用是吸收空气中的氧气，再将废气排出。负

责气体转换的组织叫作肺泡，而将空气传入肺泡的叫作终末性细支气管。如果后者的通道变窄或者弹性变差，那么气体就会滞留在肺泡里面，很难排出，久而久之胸腔就会变得肿大，肺气肿也随之形成。通俗点说，就是肺的一部分弹性减弱了，此时的肺就像是一个缩不回去的弹簧，结构遭到了破坏。

为什么终末性细支气管会发生病变呢？原因很复杂，但一个比较重要的原因，就是长期接触香烟和灰尘。香烟里面的剧毒物质和灰尘里面的大量有害成分会不断刺激气道。长期刺激的结果，就是令气道当中的细胞和组织逐渐变形、坏死，甚至脱落，这时气道发生堵塞，肺部组织就会发生纤维化。

肺气肿患者一开始只是上楼梯、干重活时会气喘，以后气喘、咳嗽会逐渐加重。因为症状和慢性咳嗽、咽炎等病症相似，常会出现漏诊或误诊。病情发展下去，患者就会出现越来越严重的气喘、呼吸困难、胸闷、紫绀的现象，严重时可能发展为肺源性心脏病。

老肖的肺气肿已经使他出现了很明显的胸廓外扩、气肿症状，所以必须接受一系列的药物治疗和康复物理治疗，尽量改善肺部的呼吸功能和循环功能。

肺气肿是一种比较难缠的慢性病，抽烟绝对是其首要致病因素。对于不抽烟的人，不良的生活环境和起居习惯也都可能成为肺气肿的致病因素。有些中老年人怕受凉或噪声，拒绝开窗通风，到了冬天，甚至几天都不出门。这样，室内就会积累大量的灰尘、煤气等有害或刺激性物质。污浊的空气得不到替换补充，不仅会使人烦躁头晕，也会诱发呼吸道感染。因此，平时要经常开窗通风，保持空气流通。老年人要适当进行户外活动，比如打太极拳、练气功等，这些活动都可以改善肺部的功能，增强人体免疫力。

防治指南

自我检查：如果患者出现以下情况，就有患上阻塞性肺气肿的可能；尤其是本身有慢性支气管炎、支气管哮喘病史的患者，更要注意症状是否有加重。

1.气喘、咳嗽、咳痰和呼吸困难严重。

2.紫绀。

3.桶状胸。

挂号科别：呼吸内科

治疗与保健：肺气肿的治疗以药物为主，医生一般会用舒张支气管的药物，帮助患者呼吸。如果有感染，则会使用抗生素，同时进行呼吸功能锻炼、氧疗和物理治疗，进一步改善呼吸受阻的情况。有些肺气肿的患者常常担心自己的病情发展下去会变成肺癌，事实上这种改变并没有必然性，因为肺气肿和肺癌是两种有明显差别的病症。但需要注意的是，很多患肺癌的人会同时并发肺气肿，这跟这两种病病因相似有关。如果患者患肺癌且并发肺气肿，在进行肺癌的开胸手术前，患者呼吸功能的评估会受影响，使手术的难度增加。

4．血尿两三回，有可能是膀胱癌

征兆：间歇性血尿，无任何疼痛或不适。

大病：膀胱癌。

致病习惯：①经常抽烟。②大量服用非那西汀类药物。

老陈抽烟多年，既不咳嗽，也不气喘，精神矍铄，看上去十分健康，自己也常常引以为傲。直到有一次，他在小便时发现排出了红色的尿，虽然没有其他不适感，却也着实吓了一跳。不过小便两三天后就正常了。刚好那几天他伤风感冒，吃了一些药，他就把血尿当成是吃药后的正常反应，没怎么放心上。但几个月后，他的血尿现象又重新出现，颜色比之前深了不少。这次老陈没有放松警惕，去了医院。

医院的检查结果出来了，医生诊断他得了非肌层浸润性膀胱癌。

这个消息简直是晴天霹雳，老陈怎么也不能接受。医生先是向他解释了检查报告，怕他不明白，又告诉他膀胱本身就是储尿的器官，发生了癌变，组织就会出血、坏死，引起尿中带血。临床上，血尿是膀胱癌的一个典型征兆。

这回老陈真是说不出话了，好端端的人，怎么就得了膀胱癌呢？这个问题还真不好回答。但比较公认的是，抽烟是诱发膀胱癌的一大因素。研究发现，人体内色氨酸代谢不正常容易诱发膀胱癌。而抽烟会让体内色氨酸代谢增高，因此经常抽烟的人更容易患上膀胱癌。另外，医学界还证实，大量服用非那西汀类药物，同样容易导致膀胱癌。所以，患者如需要服用这些药物，一定要在医师指导下服用。

血尿是膀胱癌的典型症状，大部分得了膀胱癌的患者，都会出现血尿的症状。膀胱癌导致的血尿，有时候多，有时候少。多的时候，肉眼便能看出来；少的时候，要通过显微镜才能发现，所以很容易被患者忽视。

不过，和其他疾病引起的血尿相比，膀胱癌引起的血尿其实是很有特点的。一是患者没有明显疼痛。因为癌细胞最开始只存在于膀胱腔内，不影响到其他部位，所以发生血尿时，患者一般不会感觉到任何疼痛和不适。二是膀胱癌引起的血尿具有间歇性，血尿出现后可能自行停止或者减轻，两次血尿之间的间隔可能是数天、数月，甚至更长时间。这种情况就会让患者误以为是其他原因引起的血尿或者是血尿已经自行好转而掉以轻心，从而未能及时就诊而延误治疗。

诊断膀胱癌借助的检查手段主要是膀胱镜，膀胱镜可直视肿瘤的大小、形状、部位、数目以及范围等。借助膀胱镜检查，专科医生的诊断准确率可达90%以上。在尿中找癌细胞也是诊断方法之一，其阳性率可达80%。另外，B超检查可帮助了解肿瘤浸润程度，CT检查对判断肿瘤分期也有一定作用。

防治指南

自我检查：观察自己是否出现以下现象。

1.易疲劳。

2.尿频，尿色浑浊，甚至出现血尿，但无疼痛或不适。

挂号科别：泌尿科

治疗与保健：如果患者查出膀胱癌，必须立刻接受规范治疗。外科手术是治疗膀胱癌的主要方式。可进行泌尿系统CT检查，如果发现肿瘤侵犯到膀胱肌层，可以经过尿道膀胱切除肿瘤。如果是浸润性膀胱癌，就有可能要行全膀胱切除术了。如果膀胱癌出现了转移，那就需要采取全身化学治疗的手段来治疗。

 5．老咬舌头筷子掉，注意预防脑梗死

征兆：吃饭老咬舌头、掉筷子，一侧口角流涎，同侧手脚麻木。

大病：脑梗死。

致病习惯：①大量抽烟。②爱吃肥肉等油腻食物。③睡眠不足，脾气暴躁。

人老了，牙和舌头都有点儿不听使唤了，不小心因为吃饭或者说话咬伤了舌头，应该说是在所难免的。可是如果老年人经常不经意咬伤舌头的话，家人就得提高警惕了。

去年，马老先生过七十大寿，家里人特地为他摆了几桌酒席。本是热闹的事，没想到马老先生却在吃饭时咬破了舌头，还流了血，好不狼狈。之后几个月，马老先生吃饭咬舌头的情况越来越常见。刚开始马老先生还以为是吃得太急，但后来明显感觉到是舌头不听使唤了。即使如此，马老先生还是没放心上，只当是人老不中用了。没想到过了半年，马老先生就因为急性脑梗死而去世了。

老人家总是不自觉地咬伤舌头，这其实是脑梗死的信号。因为大脑局部微血管发生梗死，脑组织会缺血、坏死，中枢神经也变得不灵敏，大脑反应迟钝，舌头便失去灵活性了。如果老年人在一段

时间里吃饭时频繁咬到舌头，这很可能是脑梗死的信号。脑梗死的前兆症状一般很轻微，并且持续时间短，所以很容易被忽视。治疗的最佳时机一旦错过，病情进一步恶化就更难治疗了。如果发现身体状况发生异常，能第一时间到医院接受检查和治疗，往往可以避免突发脑梗死的危险。

另外，老人一侧口角流涎、吃饭时经常掉筷子或同侧手脚麻木，也是脑梗死的征兆。若发现疑似脑梗死的早期征兆，可通过脑CT检查结合医生的临床观察发现问题。脑梗死在目前的医疗技术条件下完全是可以治愈的。但临床上，很多老年人往往都是到了出现一侧肢体活动障碍、口齿不清、口眼歪斜时才到医院治疗，这个时候往往会因为治疗不及时而留下后遗症。

很多人知道，心脑血管疾病跟高热量、高脂肪的饮食习惯很有关系。而研究表明，长期抽烟也是中老年人患脑梗死的一大元凶。长期抽烟会导致慢性一氧化碳中毒，吸入的尼古丁还会引起血管收缩或痉挛，增加血流阻力。据马老先生的家人介绍，马老先生长期患有高血压，他生前嗜烟如命，还特别爱吃肥肉和油腻食物，这些不良习惯都使马老先生患脑梗死的概率增大，老年人一定要引以为戒。另外，睡眠不足、精神紧张和脾气暴躁也是脑梗死的重要诱因。因此，老年人平时要学会放松心情，保持心态平和。

病人要及时捕捉身体的各种异常现象，每天花几分钟做个身体的自我检查，哪怕只有蛛丝马迹也要及时就诊。只有早诊断、早治疗，才能最大限度地争取时间，将疾病的危害降到最低。

✚ 防治指南

自我检查：老人可以通过下面的方法来做脑梗死初步筛查。

1.直线前行法：在地板上画一条5米长的直线，双脚交替踩着线往前走。如果不能准确踩线，或者走的时候身体摇晃，说明小脑或者脑干可能有异常，要引起足够重视。

2.画钟法：在白纸上画出一个完整的钟，再标出指定的时间，例如6时45分，要求在10分钟内完成。这个方法国际通行，通常采用4分法来对测试情况计分：能画出封闭的圆，计1分；将数字在表盘上准确地标出，计1分；标出表盘上全部的12个数字，计1分；将指针画在正确位置，计1分。得4分就说明大脑健康，如果少于4分就要注意了。

挂号科别：神经内科

治疗与保健：国家对于脑梗死有规范的诊疗流程，一般三甲医院在治疗水准上基本值得信赖。在所有的脑血管疾病中，脑梗死属于死亡率较高的一种，对待这种病，我们需以预防为主，同时要及早发现和治疗。

 6．长期舌头溃疡，不是火旺，可能是舌癌

征兆：舌面大面积溃疡难愈，伴剧烈疼痛。

大病：舌癌。

致病习惯：①长期抽烟喝酒。②爱吃辛辣食物。③作息不规律。④不注意口腔卫生。⑤无视舌头或口腔其他位置的慢性溃疡。

抽烟容易诱发多种癌症，这个常识很多人都知道。这里面还包括一种平时很少提起的癌症——舌癌。

小李是一家报纸的记者，一年365天都很忙，作息没有规律，经常会有上火、口腔溃疡的问题。而且他抽烟抽得很凶，每天至少两包。一天早晨，他发现舌头很痛，一照镜子，看到舌头的前半部分有一点溃疡。他只当是上火了，没有放在心上。后来舌头上的溃疡越来越大，甚至对吃饭、说话都造成了影响。一个月后，他实在痛得不行了，就请假去了医院。

医生一检查小李的舌头，发现溃疡面都占了舌头的1/3了，而且舌头活动受限。经过病理检查，医生确诊他患了舌癌，而且已经是中晚期。小李只好接受手术治疗，切除了1/3的舌头，并进行颈部淋巴清扫。小李这回真是倒了大霉，他怎么都想不明白，自己怎么

会摊上这么一个怪病。

其实，舌癌虽然比较少见，但它的诱发因素却很常见。首先，它一般发生在经常溃疡或有创伤的舌面上。其实，口腔组织和内脏组织一样，一些溃疡面如果长期不愈，也会有恶变的可能。屋漏偏逢连夜雨，小李偏偏经常抽烟，在香烟的刺激下，溃疡面的癌变概率增加了；再加上小李作息不规律，三餐不定，身体抵抗力差，多种因素综合起来，就诱发了舌癌。

舌癌多发生于舌缘，其次为舌尖和舌背。舌癌生长速度快，当舌癌波及舌肌的时候，舌头的活动就会受影响，从而说话和进食也会有不便。晚期舌癌可向下颚、舌底、扁桃体等部位蔓延，侵犯舌根的时候，会引起剧烈的疼痛。舌癌向淋巴转移的机会也非常大，小李的舌癌就是向颈部淋巴转移了，所以要进行淋巴清扫的治疗。

过量烟酒也会诱发舌癌。有研究证实，每天抽10～20根烟的人，患舌癌的概率是不抽烟人的6倍，抽40根以上就要高达12倍。因此工作繁忙、生活不规律的人，一定要注意戒烟戒酒。如果口腔溃疡持续时间超过两个星期，并伴有舌头肿胀、疼痛明显的情况，就应该尽快就医了。

防治指南

自我检查：伸出舌头，观察并轻触舌头表面，分别向左右方牵拉舌头。如发现舌面、舌根出现突起的口疮或溃疡，且疼痛剧烈，持续时间超过两周，应尽快去医院诊治。

挂号科别：口腔科

治疗与保健：早期舌癌可以动手术切除，如果切除的部分超过一半，就要进行舌体再造术。舌癌如果到了晚期，可能要切除全舌。一般来说，切除舌体对病情是有帮助的，但会影响到日后的吃饭和说话，对于这一点，患者应该有心理准备。晚期舌癌一般用化学治疗、手术、术后放射治疗以及淋巴清扫术综合治疗。

7．眼珠发黄，当心乙肝

征兆：眼白、脸色发黄，胃口差，偶有恶心、反胃。

大病：乙肝。

致病习惯：①经常饮酒。②常到路边摊吃喝。③不注意饮食卫生。

小龚刚升任公关经理，由于年轻，平时除了吃饭应酬外，还爱带上同事好友到大排档吃饭喝酒聊通宵，自由自在，不亦乐乎。但在几个月前，奇怪的事情发生了。他感到全身没力气，东西也不想吃，有时候会恶心、反胃，脸色也很难看，蜡黄蜡黄的，连眼睛也发黄。

小龚以为自己得了感冒，就吃了一段时间的感冒药，却丝毫没有好转。他还是吃不下东西，有气无力的，有时候小腹还隐隐作痛。

有一天上班不久，他忽然“哗啦”吐了一地，吐完后立刻手脚无力。同事们急忙把小龚送到了医院。小龚接受了血常规、尿常规、肝功能和肝炎病毒的检查，结果显示小龚已经患上乙肝。

乙肝是由乙肝病毒传播的一种传染病。乙肝病毒会寄存在血液、用具、食物等很多载体上。过去医疗卫生条件差，在医院里动小手术、输血都有可能感染乙肝。现在医院条件好了，但人们却不注意饮食和生活卫生，像小龚这样的年轻人，有很多都难以抵挡街头小吃的诱惑，很容易受到乙肝病毒的传染。

乙肝的治疗是很复杂的，急性和慢性的差别很大，因此尽早确诊非常必要。眼睛发黄是乙肝的典型症状。这是因为肝脏的主要功能之一就是解毒，患者感染乙型肝炎病毒（HBV）后，肝的解毒功能受到影响，患者体内的毒素不能及时排出，会存积在患者体内，使血清内胆红素浓度增高，引起黄疸，使眼睛发黄。

像小龚患上的急性乙肝，九成成年人是可以自愈的。需要引起注意的是，如果一个人的免疫能力下降，不能及时将乙肝病毒清除到体外，乙肝就有可能转为慢性，长期存在于肝细胞内并损害肝细胞，引起肝细胞炎症、坏死、纤维化。

严重的乙肝造成的肝损害，最终可能会发展为肝硬化和肝癌，威胁患者生命，属于严重的大病。当发现有乙肝早期症状时，一定要及时就医，接受正规系统的抗病毒治疗，避免慢性化带来的痛苦。

防治指南

自我检查：乙肝最好的检测方法是去医院做乙肝两对半或者乙肝病毒定量的检查。另外，我们也可以通过观察自己有无以下症状来自检。

1.经常患感冒、疲倦无力。

2.食欲不振、恶心、呕吐、厌油。

3.轻咳、低热、浑身不适。

4.尿黄、眼睛发黄。

挂号科别：消化内科、传染病科

治疗与保健：目前，对于乙肝大三阳的治疗，还没有特效药物和方法。但是在对症的抗病毒治疗下，可以达到减轻肝纤维化和肝细胞炎性坏死、延缓肝失代偿和肝硬化、减少其他并发症的治疗目的。乙肝患者只要遵循医生嘱咐，接受规范治疗就可以了。

8．身上冒出蜘蛛痣，马上去查肝硬化

征兆：胸部出现蜘蛛痣，乏力、疲倦、体重减轻，面部、眼眶皮肤发黑。

大病：肝硬化。

致病习惯：①酗酒。②生活作息没有规律。

40多岁的陈师傅是一个业务好手，长年在外面与人打交道，酒自然喝得多些。从去年开始，他觉得自己的精力比不上以前了，特别容易乏力、疲倦，体力也比不上以前，体重减轻，面部、眼眶发黑。他老婆经常劝他少喝点酒，注意身体，他也没放在心上。他认为做业务谈生意，少喝酒是不可能的。

几个月前，他发现自己胸脯上长出了一些红点，有小硬币大小，从红点的中央向四周分出许多小红线，看上去就如一只只的红色小蜘蛛一样。陈师傅觉得是瘀血，尝试着用针尖去刺破那些小红点，刺破后红点很快就消失了。但是后来，小红点又出现了，而且蔓延的速度很快。

陈师傅是个大大咧咧的人，老婆再三催他去检查，他总是不放在心上。眼看着陈师傅这两年越来越瘦，身体的异常也越来越明显，老婆硬押着陈师傅去医院做了一次全身的检查。检查结果出来

后，两人都呆住了。原来，陈师傅患上了酒精性肝硬化。酒精性肝硬化，顾名思义，它的发生一定和喝酒脱不了关系。

喝酒伤肝，这是人人都知道的。一杯酒喝下去，受伤害的首当其冲就是肝脏。肝脏本身有很强的解毒能力，一般程度的饮酒完全抗得住。但要是有人天天喝、月月喝、年年喝，他的肝脏就相当于浸泡在一个酒缸里，这样即使肝脏有再强的解毒力也是吃不消的。最后，肝脏本身的结构会被破坏，肝脏会发生纤维化。器官一纤维化，就相当于完全不能发挥作用了。而且这个过程没办法逆转，一旦发生肝硬化，意味着肝脏就此宣告报废。

陈师傅一听追悔莫及，说早知就不喝那么多酒了。医生告诉他，肝病发展到肝硬化，其实是比较末期的情况了。如果在身体刚有预警的时候就能停止饮酒，情况还能好转。而身体最初发出的预警，就是胸前那些硬币大小的蜘蛛痣。当看到这些蜘蛛痣时，其实就应该一滴酒都不能再碰了。

蜘蛛痣是一种特殊的毛细血管扩张症。一般来说，它多出现在面部、颈部或者胸部，当然其他部位也有可能会出现，只是情况比较少。蜘蛛痣的出现，通常和人的肝功能异常相对应。当肝功能减退的时候，蜘蛛痣就会急剧增多。如果人的肝功能转好，蜘蛛痣就会由红色变成棕黑色，并可能消失。

蜘蛛痣其实是肝脏对雌激素的灭活能力降低造成的。正常来说，雌激素经过肝脏时，它的功能和活性就会有所降低，甚至消失。但当肝脏出现病变如肝硬化时，它对雌激素的灭活能力会明显降低，结果大量雌激素在人体内堆积，体内小动脉发生扩张，而蜘蛛痣正是皮肤黏膜上的小动脉扩张造成的结果。

除了蜘蛛痣，在肝功能减退时，患者的黑色素生成会增多。所以患者的面部、眼眶周围的皮肤就会发黑，显得黯淡。

听完医生的解释，陈师傅感到无可奈何，对自己以往的过度饮酒感到懊悔不已。

防治指南

自我检查：我们可以通过观察自己平时有无以下症状来进行肝硬化自检。

1.乏力感，体力下降，易疲劳。

2.面部出现色素沉着。

3.颈前、前额、胸部等出现蜘蛛痣。

4.食欲减退，间歇性腹胀，有时候便秘或者腹泻。

5.肝区隐痛或者肝区不适，疲劳后症状加重。

6.拇指和小指根部的大小鱼际处的皮肤出现片状充血，或是红色斑点、斑块，指压后变成苍白色，解除压迫后又呈红色，掌心颜色正常。

挂号科别：肝脏内科

治疗与保健：肝硬化目前没有特效治疗法，关键还是在于早期预防。要预防肝硬化，在日常生活中要注意以下几点。

1.不要一次过量饮酒，这样比多次少量饮酒更伤肝，严重的话还会引起急性酒精中毒。

2.不要长期饮酒，这相当于将肝泡在酒缸里，可出现脂肪肝、慢性酒精性肝炎，甚至酒精性肝硬化。

3.不要空腹饮酒，空腹饮酒也容易伤肝。

4.注意休息，避免过度劳累，以免加重肝损伤。

 9．尽早摘除脂肪瘤，防止日后发生恶变

征兆：颈部或其他体表下出现肿块，表面与正常皮肤同色，手推可感到滑动。

大病：脂肪瘤。

致病习惯：①经常饮酒。②爱吃肥腻食物。

有很多疾病初起时的症状很细微，容易被忽视。患者也容易凭经验，主观地认为这并不要紧。所以我们对自己的身体一定要细心关爱，及时留意到一些大病的先兆，就能避免日后的痛苦了。

袁大爷退休后就回到了农村生活，平时自己种种菜、喂喂猪，晚上就吃着五花肉配两口白酒，过上了许多城里人都羡慕的田园生活。春节时，袁大爷的儿子从国外回来陪父亲过节，看见父亲胖了不少，精神也不错，心里也挺放心的。但是，袁大爷的老伴却忍不住向儿子“投诉”起来。

原来，袁大爷的脖子后面长出了一个馒头大小的肿块。这个肿块最初只是一个小红痣，然后逐渐长成了小疙瘩，三年来竟长成了这么大的一块。袁大妈几次叫袁大爷上医院看看，他也不听，说是不痛不痒的，没事就不要去受罪。袁大爷的儿子看了父亲后颈的肿块，也吓了一跳。一家人好说歹说，袁大爷总算答应去了医院。

医生给袁大爷做了相关的检查，确定他患的是脂肪瘤。脂肪瘤是一种良性的肿瘤，边界清晰、柔软、可推动，是由脂肪组织变异引起的。脂肪瘤很少会发生恶变，而且对患者的身体影响也不大，但是并不能完全排除恶变的可能性。此外，不断生长的脂肪瘤早晚会对身体造成不良的影响，尤其是长在颈后的脂肪瘤，如果继续增大，脂肪瘤的重量会对颈椎造成损伤，也可能会影响到颈部的供血，造成头晕、脑缺血的现象。对老年人来说，这当然会构成危险。

听了医生的解释后，家里人都劝袁大爷把脂肪瘤切除了，这样比较安心些。后来袁大爷也接受了手术治疗。脂肪瘤的切除手术并不复杂，袁大爷做了手术后，在医院休息了两天就回家了。医生嘱咐他以后要尽量少吃肥肉、少喝酒，以免引起脂肪瘤复发。

防治指南

自我检查：留意全身体表是否出现凸起的肿块，并有以下特性。

1.肿块呈椭圆形，边界清晰。

2.肿块表面和皮肤的颜色一致。

3.用手触按肿块，质地较软，可推动。

4.肿块无痛痒等不适。

挂号科别：皮肤科、普通外科

治疗与保健：良性脂肪瘤的主要治疗方法是手术切除，越早发现，脂肪瘤的体积越小，手术就越简单。患者经手术治疗后预后良好，应注意调整饮食习惯，饮食宜清淡，戒烟酒，不要熬夜，防止复发。

10. 视力渐差要警惕，肾病也会是祸因

征兆：视力模糊，血压升高。

大病：肾性视网膜病变。

致病习惯：①饮食过咸。②抽烟喝酒。③压力大。

眼睛看不清的时候，很多人都会想到是近视或者老花，但其实当视力突然出现较明显的变化时，往往是某些疾病的先兆。因此除了要及时检查眼睛外，还要留意一下身体的其他变化。

几个月前，小郭发现自己看东西越来越模糊，他以为是近视加深了，眼镜度数不够，就去重新配了一副眼镜。可新眼镜才戴了一个月，小郭发现自己看东西又模糊了，而且看东西时还出现了变形的情况。他感到很奇怪，怎么自己的近视加深得这么快？于是就到医院做了个检查，发现视力只有0.1。医生又检查了小郭的眼睛，发现他的眼底出现了视盘色淡、水肿、视网膜血管收缩的病变，于是就给小郭量了一下血压。一量吓了一跳，小郭的血压居然比一些高血压患者还高。医生对小郭说，他可能患上了肾性视网膜病变，这是肾脏病变的一种并发症，而视功能衰退是早期比较明显的症状之一。

在医生的建议下，小郭去检查了肾功能，结果显示肾功能异常，最后确诊为双侧肾动脉狭窄。因为肾动脉病变，引起肾性高血

压，从而导致视网膜上的血管收缩变细，眼底发生病变，小郭的视力才会受到严重影响。后来小郭接受了肾血管重建术治疗，血压很快就降了下来，视力也有所恢复。

眼睛和肾脏，一个在上，一个在下，的确很难让人想到眼睛的毛病居然是肾脏造成的。这就给我们一个提示，当身体某个部位持续出现问题的时候，就要多留意一下身体的其他地方。例如像小郭那样，人的视力到成年后基本上已经稳定下来，如果出现视力的突然下降，短时间内视力变得很差，而且看东西出现变形，一般不会是单纯的近视问题。

肾性视网膜病变往往伴有高血压，因此患者一旦发现自己血压持续偏高，且服用降压药也无明显效果，就应该尽快去医院检查。患者日常保健应注意饮食清淡，戒烟戒酒，学会疏解压力。

防治指南

自我检查：如果出现以下情况则很可能为肾性视网膜病变。

1.单眼或双眼视力短期内急速下降，视物变形，视野内出现黑点或闪光感。

2.出现前条所列症状并伴血压升高。

3.下肢、眼睑水肿。

挂号科别：眼科、肾内科

治疗与保健：慢性或亚急性肾小球肾炎引起的视网膜病变一般会采取利尿消肿、降血压的对症治疗。患者应卧床休息，采用低盐饮食。肾动脉狭窄引起的病变会采用手术治疗以缓解高血压的症状，治愈后视力可恢复正常。

第二章

熬夜加班很辛苦，注意防癌保健康

熬夜加班，长期透支体力，小心癌症悄悄在身体里潜伏。

职场人士由于工作繁忙，很多都习惯于加班。而五花八门的娱乐方式也在偷偷地占据人们本该安睡的时间，对很多人来说，熬夜打牌、看球赛、唱卡拉OK乃是家常便饭。加班和熬夜等于长期透支体力，会带来很多身体上的不适，比如易激动、剧烈运动后呼吸急促、胸闷、眼睑水肿、失眠等，这些症状很可能是癌症的早期征兆。

即使平时工作再辛苦，对自己的健康也不应马虎大意，而由于种种原因养成了熬夜习惯、睡眠状况不佳的人也要提高警惕，做好相关措施，防止癌症的发生。

在本章中，医学博士将指导您怎样在癌症发生的早期就洞察它的踪迹，防患于未然。

11．莫名其妙发脾气，当心甲亢在作祟

征兆：眼球暴突，颈部肿大，易激动，食欲亢进但是身体消瘦。

大病：甲亢。

致病习惯：①饮食中摄入过多的碘。②工作生活压力大。③受到强烈或持久的精神刺激。

冯小姐最近照镜子时，发现自己变“丑”了。原来细长的脖子，现在好像粗大了起来，一双明眸也变成了“金鱼眼”。而且，原本温婉恬静的她，最近脾气也越来越暴躁了，经常与男朋友吵架，怨气越积越深。最后，她只好去看精神科医生，谁知居然检查出了甲亢。

甲状腺是合成和储存甲状腺激素的器官。甲状腺激素可以促进代谢，让机体和神经兴奋起来。当然了，这种调节必须是适度的，过强或过弱都不好。甲状腺功能亢进（简称甲亢）患者的甲状腺激素的合成和分泌会比正常人高。受其影响，神经系统就会经常处于一种兴奋状态。表现在行为上，就是看起来特别暴躁和喜怒无常，有时会因小事而出现情绪低落甚至哭泣。另外，过高的甲状腺激素还会令组织细胞处于高代谢状态，出现眼球暴突、颈部肿大的身体

表现。另外，患者还通常伴有食欲亢进、消瘦、体重下降，这些症状在令人不适之余更会削弱免疫力，使得患者身体素质下降。

过去人们认为，碘缺乏是引起甲状腺疾病的主要原因，但后来人们发现，饮食中摄入过多的碘元素同样会诱发甲亢。同时，情绪的过度起伏也是引起这个病的原因之一。近年来，甲亢病人中年轻女性所占比例有所上升，年龄在25岁左右的女性甲亢病例很多见，十八九岁的也不少。当人在受到极大的工作、生活压力，精神刺激等因素作用时，女性比男性更容易出现自身免疫调节异常，出现甲状腺激素分泌过多的高代谢症状，这和女性的内分泌系统稳定性不够有关。

冯小姐接受了近两个星期的治疗后，症状改善了，脾气温和了不少，和男友也和好如初了。要注意的是，甲亢痊愈以后也不要觉得万事大吉了，一定要谨慎，小心甲亢会再次降临。

敏感、爱发脾气的年轻人，有可能提前被甲亢缠上。所以，年轻人在平时的生活和工作中尽量不要给自己太大的压力，要学会放松心情，积极地进行体育锻炼，这样才能避免患上甲亢。

防治指南

自我检查：请判断以下的情况您是否经常出现。

1.经常感到亢奋，心跳加速，对周遭的事物极其敏感。

2.颈部突然粗大起来，眼珠突出。

3.经常吃东西，还是觉得饿，疲倦无力，体重减轻。

4.怕热，经常出汗。

挂号科别：内分泌科、甲状腺外科

治疗与保健：甲亢虽然不会危及生命，却会严重影响患者的生活和工作。约有三成的甲亢患者的症状比较轻微，有自愈的机会。但大部分甲亢患者都需要接受治疗。如果久拖不治，甲亢将很有可能累及心脏，导致更为严重的心脏问题。另外，甲亢患者一般有眼球突出的症状，甲亢治愈后，眼功能一般都会有所改善，但眼球突出的情况则需要通过眼科手术来矫正了。

此外，虽然普通的甲亢并不会直接发展为甲状腺癌，但如果是甲状腺结节伴高功能性甲亢，发生恶变的可能性还是存在的。而且甲亢本身会导致内分泌紊乱，诱发多种疾病，所以一定要及早重视。

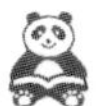 12．颈上肿块能移动，有可能是甲状腺瘤

征兆：脖子上出现肿块，吞咽时上下移动，呼吸困难，吞咽不畅。

大病：甲状腺瘤。

致病习惯：①长期压力大。②情绪不稳定。

30岁那年，何女士诸事不顺，先是事业进入瓶颈期，升职无望，后来又离婚，心情烦闷。

有一天，她约一位女性朋友出来喝咖啡。朋友坐在对面，发现何女士光洁的脖颈上似乎有一个蚕豆大的肿块，每次何女士喝一口咖啡，肿块就会上下移动。她连忙告诉何女士，何女士一摸，果然如此。可是这肿块不痛也不痒，她最近正忙得焦头烂额，根本没心思管这茬。

这样一拖就是两年，何女士脖子上的肿块慢慢变大。她时不时感到呼吸困难，吞咽也不顺畅，这才去医院检查。结果显示肿块是甲状腺瘤，好在是良性的，何女士这才稍稍安心，并在医生的建议下动了手术，预后良好。

甲状腺在人体颈部甲状软骨下方、气管两旁，形状像盾甲，所以叫甲状腺。甲状腺是人体最大的内分泌器官，通过分泌甲状腺激

素来调节全身各组织器官的代谢活动及生长发育等。正常情况下，在颈部是摸不到甲状腺的。良性甲状腺瘤初期一般没有明显症状，容易被忽视。当肿块变大时，可能会压迫到气管和食管，使这两者发生移位。此时，患者就会出现何女士那样的呼吸困难和吞咽困难。

甲状腺瘤是颈部的慢性病变，多发于颈前部。虽然甲状腺瘤良性居多，但是10%的甲状腺良性瘤有恶变的可能，一部分虽然是良性但呈“热结节”，可能会引起甲亢，所以需要积极治疗。由于本病初期隐匿性高，所以为了身体健康，人们应该定期体检，不要放过身体任何的微小病变。

甲状腺瘤的病因还不太清楚，所以也没有特别好的预防手段。近年来，甲状腺瘤的发病率是10年前的4倍，且高发于年轻女性。因为甲状腺瘤是激素依赖型肿瘤之一，年轻女性的雌性激素分泌旺盛，容易患病。同时某些年轻女性白领因为生活压力和工作压力过大，变得情绪不稳定，也易患甲状腺瘤。心理学家认为，肿瘤的发生与人的心情大有关联。抑郁、烦恼、愁闷都极易诱发癌症。因此，要学会合理地宣泄不良情绪，保持好心情。

防治指南

自我检查：面对镜子，用手指轻压颈部前面气管的两侧，仔细观察颈部有无肿块及肿块特点。

1.肿块形状。呈蝴蝶形肿块，可能是甲状腺炎或部分甲状腺功能亢进；呈圆形肿块，可能是甲状腺囊肿、甲状腺瘤、结节性甲状腺肿，甚至甲状腺癌。

2.肿块大小。单个结节直径在2厘米左右，一般是良性肿瘤或囊肿；直径超过2厘米，可能是甲状腺癌。

3.肿块光滑度和软硬度。感觉光滑、触感均匀可能是腺瘤；不光滑，有实体感，可能是癌症。

4.肿块生长速度。良性肿瘤及囊肿病程可以持续几个月到几年；甲状腺癌的肿块增长明显。

5.肿块周围是否可触及淋巴结。如果在甲状腺周围颈部能摸到质地较硬的淋巴结，应及早就医。

以上自测可以大概判断一个人有没有得甲状腺疾病，但是确诊仍需要到医院做规范检查。

挂号科别：甲状腺外科、内分泌科

治疗与保健：甲状腺瘤有不同类型，所以治疗方案应个体化。如果瘤体较小，又是良性的，可以保守治疗，比如服用中药；对于瘤体较大或者有恶变倾向的应尽早采用手术治疗。良性甲状腺瘤预后较好，复发率不高。所以一旦怀疑自己得了甲状腺瘤，应尽早到医院接受B超检查，发现甲状腺瘤则及早治疗。

 13．过了40岁还长高，当心垂体激素腺瘤

征兆：成年人身体突然长高，体重增加，手脚变粗大。

大病：脑垂体腺瘤。

致病习惯：①压力大，过度劳累。②抽烟酗酒。③爱吃辛辣刺激性食物。

刘女士40岁时，经历了丧夫之痛。过了整整两年，她的情绪才慢慢稳定下来。可就在这时候，她发现自己莫名其妙地长高了，足足高了好几厘米。同时，她的身体也发生了变化，就像重新发育了一次，体重增加了20多千克，手脚都在相应地变大，以前的鞋子都穿不进去了。更让她郁闷的是，体形改变的同时，她的视力也在下降，同时出现了气促、乏力等症状。

对正在成长的青少年来说，长高是一件让人高兴的事；可对已经过了发育期，甚至已经步入中年的人来说，突然又开始长个子，肯定不是什么好事。为了这个“二次发育”的病，刘女士这些年来一直在找医院、找医生，可一直没有得到一个确切的答案。没有确诊，自然也就没办法正确治疗。

几个月前，刘女士到省内一家著名医院的神经外科看病。医生了解她的病情后，立刻判断这是典型的脑垂体腺瘤，而且是生长激

素型的。随后的一系列检查结果显示，刘女士的生长激素果然远高于正常值。核磁共振也查出，她的垂体窝里有个直径接近3厘米的肿瘤，并且压迫了视觉神经。

脑垂体是人体最复杂的内分泌腺，它的工作就是分泌多种激素，保证人体的各种生理功能正常发挥。脑垂体分泌的生长激素，就是促进生长发育的。患有脑垂体腺瘤时，脑垂体的正常激素分泌功能被破坏，就可能导致成年后身高突然增长或发育期身高停滞。如果对这样的症状置之不理，任由身体的内分泌系统继续恶化，往往会有非常严重的后果发生，比如终身失明、不育等，这时才开始治疗就有可能来不及了。

脑垂体腺瘤的产生原因非常复杂，一般认为是和脑部的一些激素分泌异常有关。像刘女士这种情况，有可能是因为她受到了巨大的精神创伤，脑部激素分泌发生了紊乱，诱发了脑垂体腺瘤。生活在现代都市的人们通常压力巨大，他们经常透支精力，这会造成身体虚弱，免疫力下降；还有部分人抽烟酗酒，贪食咸辣食物，使身体中累积过多的酸性物质，这些酸性物质就会成为致癌因素。因此，我们平时一定要养成良好的生活习惯，这是防范癌症的重中之重。

不久前，医生为刘女士进行了微创经鼻手术，切除了脑垂体腺瘤，手术后她的视力明显恢复了。虽说刘女士开了刀，但总算有惊无险，也是幸事。

防治指南

自我检查：成年人在25岁之后，应注意是否出现生长发育异常，例如鞋子码数突然增大、个头长高、手指突然肥大等。

挂号科别：神经外科、内分泌科

治疗与保健：不同种类的脑垂体腺瘤，产生的症状也有区别。有些是直接影响身体生长发育，有些影响视力，有些则会导致尿崩症（多尿），还有些会使甲状腺功能亢进，或导致突然的肥胖、闭经、溢乳。这些异常的症状，都有可能是脑垂体发出的特殊信号，告诉我们，它现在出了状况。这时候我们一定要及早上医院做详细的检查。

14．呼吸急促又困难，警惕心衰的可能

征兆：剧烈运动后，出现明显的呼吸急促、呼吸困难。

大病：心力衰竭。

致病习惯：①加班熬夜。②运动过量。③情绪波动过于剧烈。

去年曾有一则报道，说一名大三学生在参加某市举办的马拉松活动时，忽然倒地不醒，经抢救无效，最终死亡。医生最后下的结论为心力衰竭。这名学生平时经常参加体育锻炼，身体很健康，为什么这样的人也会心力衰竭呢？很多关心这条新闻的人都疑惑不解。

一旦心脏收缩或舒张出现问题，或心内血流出现异常，心脏的功能就会大大受损，一旦受到外界强烈的刺激，就很可能发生心力衰竭。比较常见的心力衰竭都是由一些心脏疾病引起的，例如心肌炎、心肌病、心肌代谢障碍等。患有这些疾病的患者，心脏机能都会有不同程度的受损，因此很容易出现心力衰竭的危险。

中老年人心脏机能比较弱，因此比年轻人更容易发生心力衰竭。但为什么很多运动员也会出现心力衰竭呢？这可能与他们锻炼过度有关。因为人在运动时，心脏的负担会加重，如果长期运动过量，就会令心脏负担过重，甚至会诱发心脏的隐疾。一些运动员不幸出现急性心力衰竭，就是由这个原因造成的。除此之外，加班熬夜、抽烟过多等不良生活习惯诱发心力衰竭的病例也很多，还有病毒感染、水和电解质紊乱、情绪波动等都会是这个病的诱因。

心力衰竭最常见的征兆体现在呼吸上，例如活动后气短、呼吸困难，上楼梯时的胸闷，睡觉时憋气和胸闷，甚至需要多放几个枕头才睡得舒服。以上现象的产生是因为人体活动时，氧气的需求量会增加，但功能减弱的心脏不能提供相应的心输出量，令人体缺氧，这时人体就需要通过不断呼吸来解决了。另外，肺部的顺应性降低和二氧化碳潴留，也是导致以上症状产生的原因。

✚ 防治指南

自我检查：请判断以下的情况您是否经常出现。

1.运动后，总出现呼吸困难、气短；有时咳出带血丝气泡。

2.出现食欲不振、腹胀等疑似肠胃炎的症状。

3.经常有咳嗽、气喘等毛病，但并没有气管炎或哮喘病。

4.排尿量少，身体水肿，却没有肾脏疾病。

挂号科别：心内科

治疗与保健：心力衰竭在临床上分为左侧心力衰竭和右侧心力衰竭。左侧心力衰竭患者一般会出现进行性呼吸困难，严重时不能平卧，夜间会出现呼吸困难，甚至是端坐也难以喘息，更严重的会出现咯血、咯粉红色泡沫样痰。右侧心力衰竭患者则会出现低垂部位水肿、大量腹水、胃肠道消化不良，甚至是肝淤血、肝功能下降，晚期甚至出现心源性肝硬化。心力衰竭的早期症状较隐蔽，容易与肠胃疾病、肺部疾病相混淆，要引起足够重视。心力衰竭患者在平时应注意控制体力活动，避免精神刺激，降低心脏的负荷。但长期卧床并不利于心力衰竭患者的恢复，会降低患者的消化功能。因此，心力衰竭患者应主动运动，可根据自身病情，从床边小坐开始，逐步向低强度的户外活动过渡。另外，心力衰竭患者血容量增加，减少钠盐的摄入有利于减轻水肿症状。

 15. 休息时心跳也加速，小心可能是房颤

征兆：胸闷、心悸、心跳加速。

大病：房颤。

致病习惯：①作息不规律，经常加班或熬夜。②酷爱抽烟喝酒。③爱喝咖啡浓茶。

老江虽然有一点冠状动脉硬化，但身体还算壮实，早上经常去散步，偶尔还会和朋友去郊游远足。但最近一个月他觉得自己有些不对劲了，时不时地会感到胸口闷闷的，心跳很快，老是觉得心慌。一般说来，我们紧张时往往会出现心跳加快的现象，这属于一种正常现象。但老江的心跳有多快呢？他测了一下，发现1分钟居然跳了120次。他看到报纸上说，一般人的心跳都在60～80次/分，运动后也最多到100次/分。而且心跳加速的情况总是发生，一天要出现十几次。老江决定上医院接受正规检查。

后来老江去了医院检查，测了心电图、B超后，医生判断老江的情况是房颤。房颤，当然不是说房子在颤动，而是一种症状，是说心脏跳动出现了异常和紊乱，变得又快又杂乱。

房颤本身不是病，而是一些心血管疾病引起的症状。例如老江，本来就患有冠状动脉狭窄硬化，很容易发生心跳异常。另外，

有像高血压病、心肌病、心包炎等心脏病病史的患者也比较容易出现房颤。这一类房颤，一旦出现了，通常会持续一段时间。如果不去治疗，心脏的收缩功能就会大大受损，并且很容易发生中风及其他重大心脑血管病。而且房颤的致残率和致死率很高，因此房颤患者一定要及早治疗。

还有一类房颤，叫作特发性房颤，一般数天内就会自行消失，但也有一定危险性，患者也应该注意。

在我国，房颤高发于60岁以上人群，75岁以上人群的房颤发病率甚至达到10%。心悸、心跳加快、胸闷这些都是房颤的典型征兆。房颤患者的心率在静坐的情况下可达到100～160次/分，而且心跳是不整齐、不稳定的。但有些房颤患者是没有明显征兆的，直到偶然出现脑中风、心力衰竭或是栓塞才被发现。

虽然房颤主要与年龄和疾病有关，但是年轻人也不能掉以轻心，因为近年来房颤发病有年轻化的趋势。这与年轻人平时一些不良的生活习惯大有关联，比如抽烟、酗酒、熬夜、加班、喝咖啡、饮浓茶等，都会加重心脏的负担，诱发房颤。所以年轻人要多注意，养成良好的饮食起居习惯。

而作为老年人，平时更应多注意自己的心跳情况。如果出现持续性的心跳加快、心悸、胸闷、心慌的现象，最好尽快去医院检查一下。通过手术、药物治疗，房颤的预后是极佳的，但前提是要做到早发现、早治疗。

✚ 防治指南

自我检查：静坐时，触摸自身脉搏，触摸部位为手掌正面，靠近拇指一侧的手腕正下方1寸左右。计算1分钟内脉搏跳动的次数，如达到100～160次/分，就可能是房颤的先兆。

挂号科别：心内科、心外科

治疗与保健：房颤的治疗原则是恢复正常心律、维持心脏机能和预防血栓栓塞。

药物治疗对房颤持续时间大于48小时而小于7天的患者，恢复正常心律的成功率可达50%；房颤持续超过一周的患者，药物治疗的效果大大减低。

非药物治疗房颤的方法有电转复、导管射频消融治疗和外科迷宫手术治疗。电转复治疗的复发率较高，需配合药物治疗；导管射频消融治疗适合大部分患者，且创伤小，易于接受；外科手术的治疗效果好，但创伤大。

65岁以上的房颤患者，或有中风、充血性心力衰竭、高血压、糖尿病、冠心病病史者，还需进行抗凝治疗。

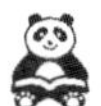 16．心梗、胃痛易混淆，注意鉴别很关键

征兆：上腹部剧烈疼痛反复出现，持续时间短。

大病：心肌梗死。

致病习惯：①工作繁忙，压力过大。②上了年纪后缺乏运动。③饮食不规律。

彭先生今年快50岁了，是一名出租车驾驶员，每天工作都在10小时以上，一日三餐没个准点，饥一顿饱一顿是常有的事。前一阵，彭先生老觉得上腹部隐隐作痛，以为是胃病发作了，就买了之前曾用过的胃药吃。可是过了一段时间，“胃痛”好像更严重了，还常常有胸闷、疲劳的感觉。

有一天，彭先生一个人在家时，突然感到一阵剧烈的“胃痛”，随后昏迷过去。等到家人发现，把他送往医院，已经来不及了，彭先生终因抢救无效而去世。家人悲痛欲绝，在和医生的交谈中，才知道原来彭先生之前的“胃痛”居然是心绞痛，是急性心肌梗死的征兆！

心绞痛常被一些人误当成胃痛，主要原因是胃处于上腹部，跟心脏的位置比较接近。如果在发病时马上做心电图等检查，很快就能确诊，可一般人没有这个条件，就很容易将心绞痛误当成胃痛。

如果留心一下，胃痛和心绞痛的区别还是不小的。首先，正常情况下，心绞痛持续时间比较短，一般不会超过15分钟（不稳定性心绞痛有时会达到30分钟）。发作的时候，患者往往只有马上保持静止状态才能缓解，这跟一般胃痛的发作特点有所不同。其次，从没得过胃病，或者胃病已经很久没有复发的人，在突然感觉“胃痛”，并且服用解痉镇痛药或胃药没有效果时就要留神了，这很可能是心绞痛而不是胃痛。还有，胃痛一般会伴随着打嗝、嗳气、泛酸等症状，常在饮食不当或天气突然变化时发作；心绞痛则更容易由劳累过度、情绪激动等因素诱发。

胃病一般不会立即导致严重的后果，但心绞痛却是急性心肌梗死的警示。所以，不论是患者还是医生，都应该有足够的防范意识，避免将心绞痛误判为胃痛。

我国内陆地区每年秋冬之交的11月是心绞痛和心肌梗死发病的高峰期。这时期天气变得寒冷，人体的血管受冷急剧收缩，可能发生痉挛。如果血流不畅，心脏就会出现缺血性改变，进而发生心肌梗死。此外，中老年人往往缺乏必要的运动，加上工作压力太大、饮食不够注意等因素，心血管病的发生概率明显提高。中老年人如果平时并没有胃疼，突然出现胸或上腹部疼痛，或只有胸闷、气短，都不要轻易断定自己是胃病发作，而要警惕心绞痛、心肌梗死发生的可能，并尽快就医。

防治指南

自我检查：急性心肌梗死症状表现差异很大，有时心脏症状很不典型，甚至还有恶心、呕吐、腹泻等，容易和胃痛混淆。有些患者还会出现牙痛、下颌痛、脖子痛、眼眶痛等症状。在上述症状发生时，患者可以马上量一下自己的血压，如果有较大波动，就应重视起来，及时就医。

挂号科别：心内科、心血管介入科

治疗与保健：从患者发现早期征兆到发病这段时间是预防和救治心肌梗死的黄金时间。无论患者原来有无冠心病、心绞痛的症状和发作史，均应对以上症状引起足够重视。一旦感觉身体不适就应及时到附近医院接受检查。运送患者应当尽量选择平稳型的交通工具，患者情况相对稳定时可以担架运送。有条件的话，运送途中可使患者持续或间断使用硝酸甘油，吸氧，并应嚼服一片阿司匹林（150～300毫克）。

 17．尿频尿急尿不尽，警惕前列腺癌

征兆：尿流变细、偏歪、分叉，尿程延长，尿频、尿急、尿痛、尿不尽，夜尿增多。

大病：前列腺癌。

致病习惯：①上夜班或经常熬夜，生物钟紊乱。②不爱做运动。③肥胖和血胆固醇高。

前列腺问题，一直是许多男人的难言之痛。前列腺增生、前列腺炎都是较为常见的前列腺疾病，但前列腺癌就听说得少了。实际上前列腺癌发病率并不低，“癌”和“炎”虽有差别，可是前列腺癌的早期症状与前列腺炎相似，常被人混淆。

张先生今年52岁，是一家出版公司的总编辑，平时工作很忙，经常熬夜加班。虽说如此，但他的身体却一直比较强壮，连感冒都很少。但是前一段时间，老婆却总是说他变瘦了。张先生倒是没有感觉，只是觉得自己排尿方面好像出了点问题：排尿时尿线变得又细又歪，有时候会尿到自己的手上，排尿时尿道部位有刺痛的感觉，整个排尿过程变得困难、不顺畅，而且夜尿次数也增多了。

张先生年轻时得过前列腺炎，那时候的感觉和现在差不多，于是他自己驾轻就熟地去药店买了些银花泌尿灵服用，也没有太放

在心上。有时候老婆说他夜尿多，起起睡睡，把被子里的热气搞跑了。他也只是哈哈一笑说白天喝多了茶，晚上肯定尿多。

上个月的时候，张先生的一个朋友送给他一个很全面的免费身体检查名额。闲来无事，张先生就去医院做了检查。检查结果出来了，直肠镜检查结果显示张先生的前列腺上有一个硬结；同时PSA（前列腺特异抗原)检查结果证实张先生患上了前列腺癌，疾病现在发展到第一期。

张先生惊呆了，难道年轻时的前列腺炎无声无息地就转化成了前列腺癌？

医生告诉张先生，目前没有证据表明前列腺炎和前列腺癌是直接相关的。不过前列腺癌的发生并不是无声无息的，只是因为其早期症状和前列腺炎极为相似，所以很容易被人们混淆和忽略。

前列腺癌早期的典型信号就是出现一些泌尿系统症状，比如排尿困难、尿频、尿急、尿痛等。超过80%的前列腺癌患者会出现尿细尿歪的现象，有3%的病人甚至会发生血尿现象。

前列腺癌是发生在男性前列腺组织中的恶性肿瘤，是前列腺细胞癌变、产生无序生长的结果。前列腺上接膀胱颈，下通尿道，如果前列腺发生肿瘤部分过快生长，局部组织体积进行性增大，必然挤压到尿道前列腺部。这时患者就会出现排尿方面的问题，如尿流变细、尿流偏歪、尿流分叉或尿程延长，尿频、尿急、尿痛、尿不尽，夜尿增多，严重时甚至会产生尿滴沥，发生尿潴留。

当然前列腺癌的早期症状并不只是表现在排尿方面，有些患者会在性生活中出现射精不适，或者产生血精现象。有时候患者下腹部或者会阴、肛门部位会出现不明原因的坠胀不适，同时还会出现不明原因的食欲不振、发热、消瘦、贫血等症状。

现代医学研究发现，血胆固醇升高是前列腺癌的一大诱因。与体重正常的人相比，肥胖男性患上前列腺癌的风险会增加1倍。同时，上夜班较多、生物钟紊乱的人也容易得前列腺癌。因为生物钟紊乱很容易令身体的褪黑激素分泌量降低，而这种激素正可以抑制前列腺癌细胞的增殖。因此我们要注意多参加运动，保持合理的饮食习惯和有规律的作息习惯，以降低患前列腺癌的风险。

防治指南

自我检查：在日常生活中，注意自己有无泌尿系统症状，如尿流变细、偏歪、分叉，尿程延长，尿频、尿急、尿痛、尿不尽，夜尿增多，甚至尿滴沥。在此基础上，还应对以下症状引起注意。

1.性生活中出现射精不适，或者产生血精现象。

2.下腹部或者会阴、肛门部位出现不明原因的坠胀不适。

3.出现不明原因的食欲不振、发热、消瘦、贫血等。

挂号科别：男科、泌尿科

治疗与保健：高龄是前列腺癌发生的主要危险因素，男性在40岁以后年龄每增加10岁，前列腺的发病率几乎就加倍。50～59岁的男性患病危险性为10%，而80～89岁的则高达70%。直肠检查是一种简单易行的前列腺癌检查方法，对人体基本没有损伤，对前列腺癌检查的准确率可以达到50%。因此50岁以上的男子最好每年进行一次这方面的检查。

 18．闻见莫名怪味，可能是癫痫在误导你

征兆：感觉异常，突然愣神，局部肌肉抽搐，无缘无故地发笑，无意识地走动。

大病：癫痫。

致病习惯：①过度劳累，压力大。②情绪起伏大。③作息不规律。

小芸家附近有一个公园，小芸的妈妈每天早上去那边晨练，读初中的小芸，也每天跟着去那里背英语单词，都形成习惯了。可准备中考的那段日子，每次妈妈叫小芸她都不去，还一副厌恶的表情。次数多了，妈妈觉得奇怪，问她怎么不去了。小芸说她前段时间去的时候总是闻到一股特别奇怪的味道，实在太难闻了，完全没心思背单词。

妈妈听后跑到公园小芸经常坐的凳子附近，但是她什么奇怪味道也没闻到。问周围的人，大家都说空气很好，没闻到什么怪味。

妈妈觉得不对劲，于是带小芸去看病。她们跑了好几个科室，最后终于在神经外科找到了原因：原来小芸患上了癫痫，出现幻嗅。

癫痫俗称“羊角风”，它是大脑神经元突发性异常放电，导致大脑功能产生短期障碍的一种慢性疾病。

妈妈一听小芸得的病是癫痫就呆住了。在她印象中，癫痫是可怕的，尤其是发作起来。没想到自己女儿居然会得了这种病。

医生告诉小芸的妈妈，癫痫其实也属于精神科的常见病，只是过去一些影视剧把它渲染得太可怕了些。感染、遗传、脑血管疾病都会引起癫痫发作。另外像过度劳累、高度紧张也会诱发这个病。想到小芸正在紧张备战中考，很有可能是她没注意调节情绪，再加上其他各种原因，才会诱发癫痫。

癫痫发作时的典型表现，就是口吐白沫、四肢抽搐等。但还有一些症状容易被忽视，比如幻嗅。

为什么癫痫病发作会有幻嗅的症状呢？人要闻到气味，一要靠鼻腔中的嗅细胞，二要靠大脑的嗅觉中枢。假如病灶发生在嗅觉中枢，患者就会产生闻到本就不存在的气味的感觉。幻嗅者闻到的有可能是难闻的或者难以描述的气味，也有可能是阵阵香气，小芸就是前者。表现为幻嗅的这一类癫痫多属于颞叶内侧病变，最好采用手术治疗。

癫痫患者还有一些其他不太明显的症状，比如突然愣神、局部肌肉抽搐、无缘无故地发笑、无意识地走动等。

癫痫作为脑部的一种慢性疾病，每一次发作都是大脑异常放电引起的，因此，癫痫的发作会对儿童的生长发育造成巨大影响，还会影响到儿童的智力。家长一定要引起足够重视：一方面要关注孩子的生活起居，督促孩子养成良好的生活习惯；另一方面不要给孩子太大压力，关注孩子的身心健康，使他们无忧无虑地成长。一旦发现孩子行为表现出任何的异常，都应立即将其送往医院接受检查和治疗。

防治指南

自我检查：我们可以根据以下几点来判断病情。

1.癫痫发作时，患者可能会出现突然大喊大叫、意识全无、莫名跌倒、眼珠子乱翻、口吐白沫、全身抽搐等症状。

2.单侧肢体麻木或刺痛，感觉眩晕，出现错觉、幻觉。

3.突然发生剧烈的呕吐，次数频繁，同时还伴有腹痛、出汗、口角流涎、精神萎靡、嗜睡等。

4.动不动就发愣走神，持续时间虽短但频率高，或者突然胡言失笑，出现搓手、脱衣服、奔跑跳跃等无意识动作。

挂号科别：神经外科、神经内科

治疗与保健：目前治疗癫痫的最常见方法是通过使用降低大脑细胞兴奋性的药物来控制病情，降低发作频率。但用药时间过久可能会导致患者的记忆力下降，反应迟钝，肝、肾功能受损等，所以必要的时候也会采用微创手术。癫痫病不同于一般的脑部疾病，患者应及时治疗，以免延误了最佳治疗时间。

 19．脖子肿块鸡蛋大，可能得了淋巴瘤

征兆：在下巴与脖子的交界处有变大的淋巴结肿块，不痛也不痒，肿块逐渐变大。

大病：淋巴瘤。

致病习惯：①平常压力大，老是透支体力。②经常待在污染严重的地方。③喜欢染发。

余小姐在一家公司的行政部工作，因为工作忙，常常需要加班加点。3个月前，余小姐因为咽喉痛和发热去医院看病，医生给她开了些消炎药。吃了几天药后，余小姐咽喉痛的情况好了很多。当时她脖颈处出现淋巴结肿大，她想大概是因为上火还没完全好的缘故，多休息几天就会恢复的，于是也就没有理会这件事。

余小姐的性格比较大大咧咧，对自己的身体状况也不是很关注。直到最近一个月，她才在洗脸时发现，脖子上的肿块比以前增大了许多。虽然不痛不痒的，但她也有些担心，就买了些消炎药来吃。过了两个星期后，肿块不但没有消退，反而变得更大，皮肤下面就像埋了半个鸡蛋一样。余小姐赶紧请假去了医院，初步检查后，医生让她进行病理活检。经过病理分析，余小姐被确诊患上非霍奇金淋巴瘤。

淋巴结是哺乳类动物特有的免疫器官，分布在我们的全身。但平时，只有在颈部、颌下、锁骨上窝、腋窝、腹股沟等地方容易摸到。而有时，我们摸到这些淋巴结的时候，会觉得它们好像变大了，这是怎么回事呢？最常见的原因，就是身体遭遇到病菌的入侵，淋巴结在和病菌进行战斗，导致淋巴结细胞和机体组织细胞的反应性增生。但淋巴结肿大，并不一定总是良性的，比如淋巴瘤、淋巴细胞性白血病和恶性组织细胞病及其他恶性肿瘤（如肺癌、胃癌和乳腺癌等）的淋巴结转移，就会造成淋巴结的恶性肿大，这就要万分小心了。

得知自己患上淋巴瘤，余小姐感到害怕又伤心。她不明白，为什么自己年纪轻轻的也会得肿瘤。

其实淋巴瘤这个病，好发人群就是20～40岁的青壮年人群，而40岁左右是淋巴瘤的高发期。引起淋巴细胞发生癌变的病因有很多，比如空气污染、化学污染、长期疲劳、精神压力大、反复慢性感染等。目前，我国的淋巴瘤病例数正在逐年增长。

值得一提的是，喜欢染发的人也容易得淋巴瘤。因为劣质染发剂中的某些化学物质会和某些细胞结合，引起细胞突变，从而诱发淋巴瘤。余小姐年轻时，为了追求美，经常把自己的头发染成各种颜色。很有可能在那个时候，淋巴瘤就潜伏在那里了。而且淋巴瘤很“狡猾”，早期的症状很不明显，患者可能吃一些消炎药就会有好转的迹象。往往过了很长一段时间，病人才会对此引起重视，才会上医院接受检查。基于以上这些情况，年轻人不要以为自己身体强壮、不会得大病，而要仔细留意身体的一些小小异常，早日发现自己身上的疾病，早日上医院接受治疗。

防治指南

自我检查：在下颚和颈的交接处、锁骨、腋窝和大腿根部可触及淋巴结。正常的淋巴结体积大约只有黄豆大小，质软、可滑动。发生炎症时，淋巴结可增大至手指头大小。如果出现淋巴瘤，淋巴结增大速度会加快，且触摸起来感觉有韧性，像摸在乒乓球上一样。

同时留意是否有这些症状：反复感冒、低热、周期性发热，服用消炎药无缓解，无故消瘦。

挂号科别：血液内科、免疫内科

治疗与保健：淋巴结肿大时，一定要搞清楚到底是什么原因造成的，找到原发病灶。必要时应当进行X线摄片、病理切片镜检、B超或CT等特殊检查。由于淋巴瘤是一种全身性疾病，医生往往要根据患者的具体情况，对其采用联合疗法治疗；免疫治疗是近年来发展较快的治疗手段，一般和化学治疗联合应用；放射治疗也是治疗淋巴瘤的重要手段。

20．经常犯头晕，可能是颈动脉供血不足

征兆：长期头晕、眼花、耳鸣、失眠，甚至出现昏厥。

大病：颈动脉狭窄。

致病习惯：①工作压力大。②抽烟喝酒。③缺乏运动。

人们上网聊天时，经常都会用到“我晕”这样开玩笑的词，不过在现实生活中，头晕肯定不是一件好玩的事，尤其是长时间无缘无故地头晕，往往和颈动脉病变脱不了关系。

老徐今年50出头，平时工作繁忙，经常加班。几年前他曾检查出高血压，但因为工作忙，服用了一段时间的降压药见没什么事就自行停药了。最近几个月，他常常感到头晕眼花，有时还会有耳鸣、失眠的情况。他本以为休息一下就会好，没想到症状越来越严重，还影响到他的工作。

几天前老徐在家里突然感到一阵头晕，眼冒金星，然后眼前一黑，就摔倒在地，不省人事了。家人赶紧把老徐送到医院去，医生给他做了磁共振和影像学检查后发现，老徐左侧的颈动脉严重狭窄，病情比较严重。医生立即给老徐施行抢救，老徐才算度过了危险期。

医生告诉老徐的家属，颈动脉严重狭窄的情况是非常危险的。因为颈动脉是血液由心脏通向脑部的主要血管，当颈动脉出现狭

窄，导致脑部供血不足时，患者就会出现眩晕。如果颈动脉严重狭窄，脑部长时间供血不足，甚至出现严重缺血，患者就可能出现昏迷。如果抢救不及时，很容易导致患者的残疾或是死亡。

高血压、糖尿病患者更容易发生颈动脉狭窄。像老徐本来就有高血压，再加上平时工作压力大，不注意休息，颈动脉发生病变的风险就更高了。除了“三高”（高血压、高血糖、高血脂）是颈动脉狭窄的危险因素以外，高龄、抽烟喝酒、缺乏运动等都会造成颈动脉硬化、狭窄或功能退化。所以，高危人群要对自己的身体状况多加留心。当出现长时间的头晕眼花时，就应该注意休息、及时检查身体了。另外，颈椎病导致颈动脉受压的时候，患者也会出现头晕的情况。经常伏案工作，并且感到头晕的人士，最好尽快检查一下颈椎。

✚ 防治指南

自我检查：注意自己是否会经常感到头晕、眼花，尤其是晨起或仰头时。如果“三高”伴有长时间头痛，也应特别注意。

挂号科别：血管外科、心内科

治疗与保健：颈动脉狭窄主要通过药物、手术和介入来进行治疗。所用药物主要包括稳定动脉粥样硬化和抗血小板凝聚的药物。手术治疗可通过颈动脉内膜切除术去除动脉粥样硬化斑块，重建正常血流；而介入治疗则是以血管内介入技术重建颈动脉血流。颈动脉狭窄患者平时应注意均衡饮食，多吃水果、蔬菜等高纤维食物，多吃鸡蛋、大豆等高蛋白质食品，饮食宜清淡，可进行适量的运动；忌烟酒，戒辛辣、咖啡等刺激性食物。

21．双腿水肿还喊累，当心可能是尿毒症

征兆：早起眼睑水肿、面色发黄，乏力，烦躁不安。

大病：尿毒症。

致病习惯：①常常熬夜，透支体力。②饮食不规律，爱吃夜宵，常喝啤酒、饮料，经常憋尿。③有高血压、糖尿病病史。

说起尿毒症，很多人都知道那是一个很麻烦的大病。其实尿毒症不但麻烦，还很隐蔽。很多尿毒症患者在被确诊时就已经是晚期了。不过，如果我们平时能够对自己的身体状况多加关注，是可以捕捉到一些蛛丝马迹的。

陈先生才30来岁，在一家公司做销售主管，平时应酬比较多，经常半夜三更还在陪客户，早上七八点钟又开始工作。从去年开始，他感觉自己很容易累，全身乏力，容易头晕，经常因为一点点小事就烦躁不安，而且食欲减退，有时候吃不下什么东西。他以为这是工作太累所致，所以特意休息了一段时间，身体好像恢复了一些。可是今年开始，他发现自己早晨起床时眼睑水肿，过了中午才消退，面色泛黄；而且有时候陪完客户回家，两条腿一点力气都没有，还会肿起来。

借着公司体检的机会，陈先生连忙给自己进行了一次全面的身体检查。这一检查，坏了，医生居然说他得了尿毒症。

陈先生有些不明白，自己才30来岁，怎么就会患上尿毒症呢。医生告诉他，现在生活节奏快，有些人饮食不规律，特别喜欢吃夜宵、喝啤酒、喝大量饮料，睡觉后又不愿意起床上厕所，宁愿憋着，给尿毒症的发生种下了祸因。另外，高血压、糖尿病患者也是尿毒症的高发人群。陈先生平时应酬多、吃得好，血压一直偏高，又常常熬夜，无法保证充足的睡眠，患上尿毒症也就可以解释了。

那么，尿毒症的发病机制是怎样的呢？人的肾脏是由100多万个肾单位组成的，一个肾单位包括肾小球和肾小管。肾小球的工作能力超强，通常一个能顶三四个；它不可再生，一旦受损，数量就会减少。所以当肾小球的损伤、损坏量超过半数时，肾病的症状就会表现出来了。

水肿是尿毒症发病早期最典型的症状。这是因为肾脏不能清除体内多余的水分，而令液体滞留在体内组织间隙，水肿便由此发生。刚开始时，水肿只在踝部及眼睑部，只要休息一下水肿就会消失。另外，面色泛黄、困倦、乏力、高血压、腰痛、尿量过多或过少，都是尿毒症的早期表现，这些症状很容易让人忽略。

人们常说，病向浅中医。我们平时应该密切关注自己的身体状况，不能因为工作太累就对异常情况掉以轻心。

防治指南

自我检查：观察自己有无以下现象。

1.早上起床时，面色发黄，眼睑水肿。

2.总是感觉下肢乏力，精神困乏。

3.食欲不振、恶心、呕吐和腹泻。

4.口中有氨味，齿龈常发炎，口腔黏膜常溃烂出血。

挂号科别：肾内科

治疗与保健：透析能够有效缓解尿毒症病人的症状，但是只是暂时的。换肾是一种比较好的治疗尿毒症的方法，但也存在着缺乏肾源的问题。即使换肾手术成功了，术后的排异反应也是夺去患者生命的一大原因。所以，尿毒症可以说是预后较差的疾病，应重视尿毒症的预防。

22．眼皮下垂控制不住，可能是重症肌无力

征兆：突发的眼皮失控下垂，眼球难以转动，吞咽困难，甚至连走路都没有力气。

大病：重症肌无力。

致病习惯：①爱玩电子数码产品，长期姿势固定不动。②夏季吃太多寒凉食物，高温下活动。③睡眠不足，身体过度劳累。

一天晚上，读初二的小沈躺在床上玩平板电脑。玩得累了，他忍不住打了个大哈欠。没想到一打完哈欠，他就发现右眼居然张不开了。刚开始他以为是脸部抽了一下筋，使劲揉了揉，可揉完之后，右眼眼皮依然不听使唤。小沈真是想不到，最简单轻松的事情，对他来说，现在居然变得困难无比！当天晚上，家人就带他到医院检查。结果出来了，小沈居然得了重症肌无力！

重症肌无力的主要表现是部分或全身肌肉的无力感。人体要活动，需要依靠神经将“信号指令”正常传递到肌肉上去。但重症肌无力的患者，神经肌肉接头的突触会发生病变。这时，信号就无法正常传递，患者连很简单的动作都难以完成。

大部分人出现眼皮耷拉下垂时，都以为是眼睛出了问题。但它其实可能是重症肌无力的最初表现。另外眼睛睁不开、吞咽困难等都是这个病的早期征兆。

重症肌无力的机体劳累感与一般的疲倦乏力不同。一般来说，早晨或休息后，患者的劳累感会减轻，但下午或傍晚劳动后劳累感会加重。通常最先出现症状的部位是眼部肌肉，然后发展到面部、喉部的肌肉，接着向胸部和肢体发展。

近年来，患重症肌无力的孩子数量不断增多，生活中的不良习惯对此病的负面影响重大。

现在电子和数码产品种类众多，很多孩子的课余时间都消耗在这上面。长时间保持固定的身体姿势，会使眼睛疲劳；大量的辐射也会诱发疾病。所以家长一定要注意提醒孩子不要长时间玩电子数码产品。另外，夏天进食过多寒凉的水果、饮料，长时间在高温下进行户外活动，睡眠不足等都会加速病情的发展。青少年虽然精力旺盛，但还是要注意劳逸结合，不要让身体各器官过度劳累。

家长们应该关注孩子的身体健康。特别是对患过重症肌无力的孩子，家长要对他们给予更多的关心，不要给他们太大的压力，以防疾病复发。

防治指南

自我检查：将手指放在眼前方便观察的位置，双眼盯着手指1分钟。要是一侧或双侧眼皮出现下垂的现象，就说明眼睛出现了病态疲劳。一般情况下，单纯的眼病不会令眼睛出现病态疲劳。

挂号科别：神经内科

治疗与保健：重症肌无力的病程一般比较缓慢，经常会出现反复。大多数患者经过正规的治疗，病情都会有所改善，不过有的患者虽然在治疗后病情得到了缓解，但在各种因素的刺激下，疾病仍然可能复发。所以重症肌无力患者只有留意避免疾病的各种诱因，才能最好地控制病情。

第三章

有暴食偏食坏习惯，警惕癌症盯上你

病从口入，有些癌症是吃出来的。

俗话说，“病从口入”。有些人的饮食习惯很不健康，常常暴食偏食，所以，便秘、腹泻、上腹部疼痛等毛病就找上了他们。很多人因为工作忙碌，有了这样的症状都能扛则扛，或者选择自己去药店配些药来服用，久而久之，癌症的隐患也就此埋下了。

在这一章中，医学博士将把多年来自己总结的疾病早期征兆和在家就能进行的自我检查方法和您做一个分享。要是您不知道自己平时吃得对不对、好不好，那就跟着医学博士来查查看，同时了解一些预防癌症的方法。

 23．常吃火锅要小心，当心吃出胃癌

征兆：上腹部疼痛（吃了干、硬食物后尤其明显），体重下降。

大病：胃癌。

致病习惯：①平时喜欢吃热烫、粗硬、腌制食物。②不爱吃蔬菜水果。③吃饭时狼吞虎咽，或有蹲着吃饭的习惯。④抽烟喝酒。

丘先生非常爱吃火锅，冬天每天吃一顿，夏天隔天吃一顿，年年如此，月月不改，可谓是个不折不扣的“火锅控”。可现在他是再也吃不动了。前一段时间，他老觉得上腹部疼痛，足足痛了3个多月。尤其是吃到比较干、硬的食物时，那种疼痛简直钻心。更令人担忧的是，他的体重也急剧下降，足足减少了十几千克。

妻子十分担心他，就让他去医院做检查。检查结果出来了，丘先生的胃部贲门处竟然长了一个直径6厘米的大肿瘤！

说起贲门大家也许会觉得陌生，其实它的位置在食管与胃之间，因此贲门癌也属于胃癌的一种。好端端的，这地方为什么会长肿瘤呢？这很可能和丘先生爱吃火锅的习惯有关。人体的消化道黏膜非常娇嫩，只能耐受50℃～60℃的食物。假如食物的温度超过

60℃，就容易烫伤消化道和胃。如果人常吃太烫的食物，消化道和胃部黏膜就会反复被烫伤，出现溃疡，久而久之就会发生恶变，癌症也随之产生。据统计，爱吃烫食的人，胃癌得病率是一般人的4倍多。

当然，很多胃肠道疾病也会有以上症状，但癌症的患者，上述症状一旦出现，就会一直存在。至于症状相似的非癌症患者（如胃肠道疾病患者），这些症状会忽隐忽现，而无经常性，症状的轻重也不相同，要加以辨别。如果患者无缘无故出现黑便、呕血或是一系列上消化道症状，一般检查又查不到病因，那一定要尽早接受进一步检查，不能拖延，因为这些都有可能是胃癌的征兆。

由于贲门的位置接近腹部，所以当癌细胞扩散时，首先就会引起上腹部的疼痛。同时，患者在吃东西的时候，当食物经过病变的部位，也容易有被噎着的感觉，甚至感觉疼痛。这样一来，患者就会不想吃东西，久而久之，营养摄入量就会不足，最后身体消瘦，体重下降。

除了烫食，盐渍食品、腌制食品、霉变食品都是容易诱发胃癌的危险食品。吃饭的习惯也很重要，狼吞虎咽是要不得的，也不要蹲着吃饭。平时要多吃蔬菜水果，增加营养和各种微量元素的摄入。吃大蒜对预防胃癌也有一定帮助，山东有一个县是胃癌的高发县，但与之相隔不远的另一个县，胃癌发病率却只有1/10——究其原因，原来后者的居民经常吃大蒜。

总之，不合理的饮食结构、环境污染、家族遗传等多种因素都会导致胃癌。喜欢吃火锅、麻辣烫和高盐、辛辣、腌制的食物，酷爱饮酒等不健康的饮食习惯，都可能破坏胃肠道的正常功能，导致各种胃病甚至胃癌的发生。

防治指南

自我检查：如果出现以下症状要警惕胃癌。

1.上腹明显疼痛。

2.食欲减退。

3.浑身乏力，腰背疼痛。

4.出现恶心呕吐，进食困难。

5.出现呕血、黑便。

挂号科别：消化外科

治疗与保健：胃癌的治疗主要分为手术治疗、放射治疗和化学治疗及其他相关治疗。临床上一般会遵循综合治疗的原则，根据病人的机体状况，肿瘤的病理类型、侵犯范围和发展趋向，合理地运用现有的治疗手段，尽可能地根治、控制肿瘤，提高治愈率。

 24．腹泻与便秘交替出现，应该去查结肠癌

征兆：腹泻与便秘交替出现，腹部隐痛。

大病：结肠癌。

致病习惯：①饮食结构不合理，摄入过多高热、高脂和低纤维素的食物，喝水少，新鲜蔬果吃得少。②缺乏运动锻炼。

陈女士是个名副其实的“大胃王”，平时就爱吃高热量食物，身材却一直很苗条，令姐妹们都羡慕不已。可前一段时间，她却发现自己便秘了，有大便却排不出来，平时腹部还感到又胀又紧。陈女士连忙吃了些整肠丸，没想到便秘一下子就变成拉肚子了，一天得上好几次厕所，有时拉出来的粪便特别稀薄，有时却像一团黑色的粥。陈女士急了，又连忙吃止泻药，拉肚子立刻又变回便秘。这样来回好几次还不消停，肚子一直胀胀的，还隐隐作痛，难受得很。

趁着休年假的机会，陈女士去医院做了一个全身的体检，居然查出了结肠癌。陈女士一下子五雷轰顶。

医生告诉她，她之前的腹胀、消化不良、拉肚子与便秘正是结肠癌的早期症状，也就是她身体发出的预警信号。陈女士平时爱吃高脂肪、高热量的食物，而这样的饮食结构最容易诱发结肠癌。科学家们发现，食物中的脂肪含量越高，就越容易使人患上结肠癌。

另外，结肠癌也可能与微量元素缺乏、生活习惯改变有关。

和其他癌症相比，结肠癌的起病还算“有迹可循”，最主要的征兆就是便秘。结肠部位发生癌变后，在结肠里出现肿瘤，致使部分肠道的功能减弱，有可能引起肠梗阻，病人就会感到腹胀和腹部不适，便秘就发生了。接下来，结肠肿瘤在体内发炎、溃烂、出血，那么梗阻情况可能消失，而体内积累的粪便和溃烂物就会像开闸泄洪一样，统统泻出来，拉肚子的情况就发生了。此时拉出来的粪便比较稀薄，甚至带有脓血。腹泻之后，肿瘤会继续侵入结肠的其他部位。于是肠梗阻复发，又开始便秘，形成了拉肚子和便秘交替出现的情况。

仔细观察排便前后的状况，还能推测病变位置。如果是右半结肠癌，患者大多数会感到腹部隐痛，同时伴有粪便稀薄、脓血、排便次数增多等状况。如果是左半结肠癌，多数患者会出现排便困难，病情越深入，排便就越困难。有时候病变位置比较低，还会出现排便不畅和里急后重的感觉。

最后，陈女士立即住院接受治疗，医生为她切除了病变所在的肠袢。术后，陈女士继续接受化学治疗，暂时稳定住了病情。

防治指南

自我检查：当出现以下症状时，大家就应该引起注意。

1.腹部出现包块，腹胀、腹痛、便秘。

2.除前条所列，同时伴有贫血、低热、乏力、消瘦、水肿等症状。

挂号科别：肛肠科、普通外科

治疗与保健：很多人会忽视结肠癌的早期症状，就算去医院，结肠癌也容易被当做“肠炎”和“痢疾”。因此，当病人出现无特殊诱因引起的便秘、便频、便血，或是持续性的腹痛、胀气、腹部不适等情况，经一般治疗没有效果的，就应该做进一步检查了。

25．皮肤瘙痒和水肿，可能是肾衰竭导致的

征兆：皮肤瘙痒无比，夜尿频繁，眼睑、双脚水肿。

大病：肾衰竭。

致病习惯：①喜欢吃油腻、高盐、高蛋白质的食物和甜食。②有高血压和糖尿病病史。

蒋先生是一名建筑工人，年轻时总觉得有使不完的劲，干得精疲力竭时，就吃一盒咸菜饭，休息一下，又重新有力气了。

可他在到了48岁的时候，却发现自己越来越力不从心了。起初他以为是自己岁数大了，就准备退休回老家。没想到还没退休，他却遇上了另一个问题——全身奇痒无比，痒得几乎没办法集中精神做事了，尤其是晚上痒得特别厉害。除了奇痒，经常还要起床小便，整晚都睡不好，早上起来一点精神也没有，而且眼睑和双腿还发肿。

蒋先生实在觉得难受，只好请假去医院检查。医生给他做了肾功能和尿常规等检查，发现他肌酐超标，最终诊断他为慢性肾衰竭。肾衰竭很多人都听说过，这是一个要人命的大病。肾脏的作用，是帮人体过滤毒素，同时重新吸收有用物质。肾脏一旦衰竭了，身体的正常新陈代谢就会被打乱，后果相当严重。

好端端的肾脏，为什么会衰竭呢？原因很多，长期进食油腻、过咸食物，摄入过多蛋白质等都会诱发肾衰竭。如果“三高”患者这样吃，患上肾衰竭的概率更会增大。

万幸的是，肾衰竭的征兆还是比较典型的。例如像蒋先生的瘙痒和水肿就是最典型的两个征兆。瘙痒症的根本原因是肾衰竭患者的肾排泄功能减退。由于排泄功能减退了，氮质就容易滞留体内，过量的氮又会令皮下沉积过多的钙质，并使甲状腺功能亢进。皮肤就会因此瘙痒无比了。肾脏受损后，肾小球的滤过功能减弱，致使水分过多地积在体内，就会引起水肿。由于有些水分白天无法被排出来，要在夜间排泄，患者晚上就要经常爬起来小便了。

遗憾的是，目前慢性肾衰竭是一种无法逆转的疾病。但早发现、早治疗的原则还是适用的。越早发现，治疗的效果越好。因此，人们一定要留意身体的异常情况，一旦有了不适，就要及时就医，最大限度地控制病情。

防治指南

自我检查：一旦出现以下症状，要立即就医。

1.极度口渴、恶心、呕吐、腹泻、没有胃口、瘙痒。

2.夜间睡眠不好，性欲下降。

3.手足踝水肿，眼睛周围肿胀。

4.贫血、高血压，经常感到寒冷和疲惫。

5.尿频、血尿(呈茶色或血红色)、尿液中出现泡沫（蛋白尿）。

挂号科别：肾内科、泌尿科

治疗与保健：医学上无法逆转肾衰竭的进程，所以患者要有与肾衰竭做长期斗争的心理准备。只要治疗方法正确，是有可能阻止肾衰竭进一步恶化的。目前，透析治疗和肾移植都是治疗肾衰竭比较好的手段。

26．吃东西吞不下，会不会是食管癌

征兆：进食时喉咙像粘住一样，吞不下食物，咽喉部干燥，有紧缩感，伴有食物反流。

大病：食管癌。

致病习惯：①吃饭快、狼吞虎咽。②喜欢吃辛辣刺激、热烫、坚硬、腌制食物。

我们在吃东西的时候，有时吃得太快、没有嚼烂，或者食物太硬，往往会出现咽不下去的情况。但如果经常出现咽不下食物，甚至连喝水、喝饮料都变得困难，我们就要警惕食管癌的可能了。

临近退休的霍先生是四川人，平时很喜欢吃麻辣烫这类热烫、辛辣的食物，喝水喝汤也喜欢热气腾腾地喝下去，一直以来肠胃都不错，但最近他却吃不下饭了。原先他只是在吃米饭、馒头这类食物时觉得很难咽下去，食物在喉咙里好像粘住了一样，喉咙也经常觉得很干燥。霍先生以为是自己年纪大了，于是就放慢了吃饭的速度，做饭的时候也煮得烂些。但这种咽不下食物的情况却越来越严重，到后来别说吃稀饭，连喝杯牛奶也要花上半小时，不时还会出现食物上逆的情况。这时霍先生才想到去医院检查，结果一检查，发现自己得的是食管癌。因为肿瘤堵住了食管，所以才咽不下食物。

食管癌在我国是高发疾病，高发于中老年人。发病早期，患者可有食物咽下的哽咽感，典型的症状是吞不下食物，随着时间推移，这种情况还会越来越明显。患者开始出现进食固体食物如干饭、馒头等时需要咽得很慢或干脆咽不下的情况。随着肿瘤的增大，食管堵塞的情况就会更严重，逐渐发展成液体食物也很难咽下，并伴有食物反流，胸骨后部或背部肩胛骨区持续性的钝痛或上腹部疼痛的症状。

食管癌的发生在一定程度上受遗传因素的影响，但更多的是由不良的饮食习惯造成的。易患食管癌的人，多数喜欢吃辛辣、热烫、过硬食物，或者吃饭时狼吞虎咽，这些行为都会破坏食管黏膜，使其发生癌变。要预防食管癌一定要从改变自身不良的饮食习惯开始。由于长期吞咽困难造成进食量低，患者往往会出现消瘦、营养不良、贫血等症状；当肿瘤压迫到部分器官，就会引起声音嘶哑、气急、干咳、打嗝、神经麻痹、出血等情况。

食管癌对患者的身体健康影响很大，但因为这种病早期的症状不明显，而且发病有一定的间歇性，时好时坏，患者往往会不够重视，等到吞咽困难比较严重的时候，一般已发展到了中晚期。因此早发现、早治疗是非常重要的。

✚ 防治指南

自我检查：如果出现吞咽困难的症状，应仔细观察吞咽时是否有异物感，食物下行缓慢或停留，咽喉部干燥或有紧缩感，吞咽困难的情况变得严重时就更要注意。如果还伴有后背痛、反胃、食物反流、疼痛、呕吐物中带有血丝的情况，就一定要尽快就医。

挂号科别：消化内科、胸外科

治疗与保健：目前治疗食管癌的手段主要是外科手术，放射治疗和化学治疗也有一定效果。早期、中期的患者治愈机会比较大，预后基本可恢复正常饮食。此外，养成良好的饮食习惯，更能有效地预防食管癌。应避免经常吃辛辣、硬质、粗糙、腌制的食物，多吃容易消化的食物，细嚼慢咽，太热的食物应放凉后再吃。

27．呼吸带有烂苹果味，这是糖尿病的先兆

征兆：呼吸中带有烂苹果味，经常口渴，不断喝水和上厕所。

大病：糖尿病。

致病习惯：①饮食没规律，爱吃高热量食物、含糖分多的水果和饮料。②不爱运动。③睡眠质量差。④有糖尿病家族史。

43岁的陈女士身材比较丰满，因为工作紧张忙碌，她经常暴饮暴食，有时靠吃洋快餐来打发三餐。最近她想减肥，因为不爱运动，她只好选择节食了。这天，过了中午她还没去吃饭，正准备去倒水喝的时候，突然晕倒在地，同事们手忙脚乱地把她送去医院急诊。医生从陈女士的呼吸中闻到一股淡淡的烂苹果味，怀疑她得了糖尿病，于是立即对她进行了血糖检查和尿酮体测定。果然两项指标的数值都很高，陈女士被诊断为糖尿病。

呼吸中有烂苹果味是糖尿病酮症酸中毒的典型表现。糖尿病发展到一定程度，肝脏就会积累大量的脂肪，当这些脂肪氧化时，会产生酸性的酮体。酮体累积过多时，会慢慢扩散到血液中，引起酸中毒，甚至连呼出来的气体也带有丙酮。由于酮体的味道类似于烂

苹果，所以糖尿病患者的呼吸中就带有烂苹果味了。

目前，糖尿病还是一种无法被治愈的疾病。患者虽然不会马上出现生命危险，但如果不及时控制饮食和合理用药，糖尿病的致死率甚至比乳腺癌和艾滋病还高。

绝大多数的糖尿病和“吃”有关，长期吃饭过饱或突然节食、爱吃高热量食物、把含糖分偏高的水果当主食吃等都会使血糖直线上升。如果一个人有以上的不良饮食习惯，再加上运动少、睡眠差，以及有糖尿病家族史，那糖尿病就离他不远了。要养成良好的饮食和生活习惯，这样才能预防糖尿病。

如果闻到呼出的气体中带有烂苹果味，这可能是糖尿病的征兆，患者应及时去医院治疗，不可拖延，否则生命安全就会受到威胁。近年来，随着人们生活水平的提高，糖尿病发病率呈现上升趋势。糖尿病虽然不像癌症、心脑血管疾病那样，很快就对人们的生命造成严重威胁，但它属于严重的慢性病，往往需要接受长期治疗，给患者的生活质量造成严重影响。所以我们在平时要注意养成良好的生活习惯，有防患于未然的意识。

防治指南

自我检查：一旦出现以下症状，要立即就医。

1. 经常口渴，不断喝水。
2. 尿频，尿量多。
3. 食欲亢进，贪吃甜食。
4. 浑身无力，极易疲倦。
5. 易生疮疖且难以治愈，常有皮肤瘙痒。

6. 父母和兄弟姐妹中有糖尿病病人。

按最近3个月的身体状况，如果第1、2、3项中有一项或两项符合，要立即做糖尿病的各项检查；如果第6项符合，其他项目哪怕只有一项符合，为慎重起见，也要做糖尿病的相关检查。

挂号科别：内分泌科

治疗与保健：一旦查出有糖尿病，一定要配合医生的规范治疗，合理注射胰岛素或口服降糖药。患病期间，患者每天都要测量自己的血糖，这样做虽然麻烦，却是控制病情的必不可少的一环。患者还需要控制日常饮食，可以购买一些权威的糖尿病饮食指南书。通常这类图书里面都会列出日常食物的热量水平，可供参考。

28．早晨鼻涕带血迹，注意预防鼻咽癌

征兆：鼻涕带有血丝，喉头发干，伴有头痛、鼻塞、耳鸣等。

大病：鼻咽癌。

致病习惯：①爱吃咸鱼、腊肉等腌制食品。②有抽烟喝酒的不良习惯。

流鼻血几乎是每个人都碰到过的状况，但如果一个人经常流鼻血或鼻涕带血，就要注意可能是鼻腔出现了病变。

胡先生是一名业务员，平时在应酬中接触大量的烟酒是少不了的。最近一个月以来，胡先生早上起来时总是发现有些带血的鼻涕流出来，并且自己的咽喉总是很干。

一天早上，他起来的时候发现自己在流鼻血，好不容易止住了鼻血，胡先生还是觉得浑身不舒服，头痛、鼻塞、耳鸣这几种症状一起出现。在家人的陪同下，胡先生赶紧上医院看病去了。原以为只是感冒上火，没想到经过医生检查和CT检查后，胡先生被确诊患上了鼻咽癌，他和他的家人当场就懵了。

明明只是流鼻血和咽干，怎么会是癌症呢？医生告诉胡先生，流鼻血、鼻涕带血、鼻塞、耳鸣、头痛都是鼻咽癌的主要症状，但

因为这些症状和很多临床常见病症都相似，所以很容易让人忽略。鼻咽癌的扩散和转移比较快，常会累及多个部位。当鼻咽癌的病灶在鼻咽顶后壁时，就会引起鼻出血，造成鼻血、血涕的情况；原发癌浸润至后鼻孔区后，就会导致鼻塞；肿瘤侵犯到咽隐窝时，就会压迫咽鼓管咽口，出现耳鸣、听力下降的症状；而鼻咽癌发展到晚期，往往会侵犯喉返神经，引起声音嘶哑。

鼻咽癌高发于我国南方地区，因为这些地区的居民习惯吃腌制的咸鱼、腊肉等食物。长期食用这些食物，容易引发鼻咽癌。听到这里，胡先生有点明白了，原来他的父母是以前住在水上的“疍家人”，一天三顿少不了咸鱼、咸菜，胡先生从小就养成了这个饮食习惯，到后来也一直都没有改变，再加上他平时抽烟喝酒都比较厉害，才会诱发鼻咽癌。

知道了病情之后，胡先生开始接受放化学治疗和手术治疗。经过一段时间的治疗后，病情被暂时控制住了。因为鼻咽癌复发的机会比较大，因此医生嘱咐他在今后要注意饮食，口味要清淡，烟最好要戒掉，酒也要少喝为妙。

防治指南

自我检查：留意自己是否持续出现以下症状：鼻涕带血、流鼻血、鼻塞、头痛、耳鸣、听力下降、声音嘶哑。长期抽烟，生活在南方地区，习惯食用腌制食品的人士更应注意是否出现以上症状。

挂号科别：耳鼻喉科、肿瘤科

治疗与保健：放射治疗是鼻咽癌最常见的治疗方法，对高分化的鼻咽癌和晚期鼻咽癌，还需进行手术切除和化学治疗。鼻咽癌容易复发和转移，因此患者在经过治疗后应注意养成良好的饮食和生活习惯。

29．常年便秘突然腹泻，小心直肠癌作怪

征兆：多年便秘，忽然腹泻，伴有便血、消瘦、发热等。

大病：直肠癌。

致病习惯：①饮食过于精细。②便秘。

对于便秘的人来说，面临的危险往往是不知不觉的。多年便秘，会在身体里留下多种毒素，甚至会使人患上肠癌。

26岁的小伙子张强，患便秘差不多快10年了。这10年中，他基本上都是每隔三四天才排便一次。一个月前，张强发现自己的大便中带着血，而且突然不再便秘了，转变成腹泻。张强以为自己吃坏了东西，就到医院看病。经过检查，张强才得知自己得了直肠癌，肿瘤的直径已经有3厘米左右了。医生看着检查结果说，这个瘤子在他肠子里至少长了三四年了。

很多患者在便秘的时候，总觉得这是正常现象，这种看法是错误的。便秘会使身体中的毒素排不出去，使皮肤长斑。这还是小事，便秘还大大增加了患肠癌的机会，这就严重了。便秘患者为什么容易患上肠癌呢？主要有以下几方面的原因。

首先，长期便秘会使干燥的粪便停留在大肠中，不能及时排出，这必然对肠黏膜产生不良的刺激作用，使肠黏膜产生炎症。这

也是很多便秘患者都伴有肠炎的原因。

其次，便秘的人，肠道内总存着一部分没消化的脂肪、蛋白质等，这些东西在肠道内会产生亚硝胺、酚类、氨类等致癌物质以及硫化氢等有毒物质。便秘时，粪便及这些致癌物质会长时间在肠道内停留，发炎的大肠黏膜与致癌物质长期接触，如果这时的人体仍没有发生癌变，只能说是太幸运了。

相比过去，现代人的生活水平有很大的提高，餐桌上的大鱼大肉也多了，可为了健康，我们还是要多吃粗纤维的食物。要养成每天排便的习惯，如果超过3天没有排便，就要及时就医，找出便秘的原因，坚决克服便秘，绝不能让它进一步危害身体。

严重的便秘会发出一些容易让人忽略的信号，应该引起我们的高度重视。除了突然从便秘变为腹泻外，还有像便血、贫血、消瘦、发热、黑便、腹痛等，在出现这些信号时，应该马上去医院就诊，做进一步检查。有肿瘤家族史的便秘患者，更要密切关注，切不能疏忽大意。

防治指南

自我检查：留意自己是否持续出现以下症状。

1.便秘和腹泻交替产生，同时还有腹痛和腹胀。

2.排便习惯突然改变，例如排便次数增多，同时大便中充满脓血、黏液。

3.粪便的形态出现改变，例如大便变成扁状和黑色。

挂号科别：普通外科、肛肠科

治疗与保健：直肠癌的诊断相对比较简单，一般只需要做一个直肠指检就能判断了。做直肠指检时，医生会戴上手指指套，涂上润滑油，在患者肛门放松的状态下探入肛门，依次检查直肠肛管四周壁有无结节、溃疡、僵硬、肿块及触痛。指诊完毕后，医生会将指套上的粪便或脓血、黏液直接涂在玻璃片上做细胞学检查，基本上可以确诊患者是否患有直肠癌。

30．夫妻生活提不起劲，也许是血液缺钾

征兆：腿脚发软、心悸、胸闷、恶心、呕吐、腹胀、多尿、口渴、血压过低等。

大病：低钾血症。

致病习惯：崇尚素食、节食，食物中摄入的钾元素少。

齐先生一直是位素食主义者，还常常节食，这么多年来，身体还算健康。不过这些年来，他却发现体力越来越差了，时不时还会腿脚发软，连夫妻生活也提不起劲了。他刚开始以为自己是肾虚，可是吃了好几盒补肾的中药都不见起色。直到有一次，他和妻子亲热时居然昏倒了，送到医院一查，才发现是得了低钾血症。

人们由于多次性爱或是性爱时间过长而觉得疲劳，这是很自然的。但是正常程度的性爱，一般不会致人昏倒，假如性爱或是其他体力劳动之后，会觉得异常疲倦，甚至昏厥，这就要考虑一下是不是某些疾病导致的。齐先生就是典型的低钾血症患者。

钾是人体不可缺少的元素，主要存在于人体骨骼和肌肉中，作用是维持神经、肌肉的正常功能。肌肉收缩需要钾，肢体运动和心脏收缩、神经传导都离不开钾，人体内钾浓度的轻微变化都可能严重影响心脏、神经和肌肉系统的功能。

低钾血症的病人为什么会突然晕倒呢？那是因为血钾水平偏低，细胞活动就会受到损害，导致心脏的搏动出现问题，产生心律失常，简单地说就是心脏搏动不规律。心脏是全身血液供应的中心，一旦出现问题，就会导致脑部甚至全身的供血不足。患者会感觉头晕，严重的患者甚至直接昏迷。除了以上症状外，低血钾症的患者还容易产生诸如心悸、胸闷、恶心、呕吐、腹胀、多尿、口渴、血压过低等症状，少数病人还会出现精神异常，如忧郁、意识不清、幻听等等。

低钾血症虽然不同于钾缺乏症，但一般都与钾摄入量过少有关。事实上，大部分食物中都含钾，只要保持正常饮食，一般都不用担心这个问题。但患者齐先生却是位素食和节食主义者，钾元素的摄入量非常少，就容易发生低钾血症了。

无论如何，日常生活中如果发现身体不适，不要轻视拖延，及时查明原因对症治疗才能拥有健康幸福的生活。

✚ 防治指南

自我检查：留意自己有无以下情况。

1.站立不稳、肢体麻木无力。

2.烦躁不安、精神不振、易嗜睡。

3.恶心、腹胀、多尿而口渴。

挂号科别：内分泌科

治疗与保健：低钾血症患者在接受治疗的同时，应注意多摄取含钾丰富的食物。豆类（如黑豆、菜豆、新鲜豌豆）、瘦肉、乳制品、蛋类、马铃薯、茶叶、葵花子、谷物、葡萄干、绿叶蔬菜（如菠菜、甜菜等）、水果（如香蕉、橘子、柠檬、杏、梅、油桃）等都富含钾。

由于钾主要存在细胞内，组织被破坏后钾会溶解析出，因此水果汁、蔬菜汤、肉汁中含钾相对丰富，缺钾的人可以多喝些用上述含钾丰富的食物熬制的美味浓汤。与此相对，肾功能衰竭致血钾偏高的病人需要限食上述食品。

第四章

多注意身体卫生，是预防癌症的重中之重

小小的个人卫生问题，也可能成为健康最大的杀手。

很多人因为各种原因忽视了自己平时的卫生习惯：有的人忙了一整天，回到家不好好洗漱就倒头大睡；有的人因为嫌麻烦，没有养成勤洗头、洗脸、注意眼部清洁的习惯。不要以为这只是个人习惯问题，没什么值得诟病的，医学博士告诉您，不良的卫生习惯也是导致很多大病（包括癌症）的元凶。对此，我们应当引起高度重视。

在这一章中，医学博士将告诉我们一些由不良卫生习惯引起的癌症的自查方法，绝对有效、方便。

 31．头痛脖子硬，小心脑膜炎

征兆：突如其来的发热、乏力，继而脖子僵硬无比。

大病：脑膜炎。

致病习惯：①平时不注意口腔、耳部和鼻部的卫生。②经常在卫生条件恶劣的地方工作和生活。③饮食和作息习惯不合理。

朱先生是一个下水道清理工人，经常要在肮脏的管道中工作，非常辛苦。几个星期前的一天，他早上起来发现自己头痛、恶心、想呕吐，一摸额头有些烫。朱先生认为自己只是感冒了，于是就请了一天假，自己买了药，在家里看看电影、听听歌，休息了一整天。他没有想到的是第二天早上，他的头痛得更厉害了，全身都发软，没有什么力气，脖子也僵硬得厉害，连扭动都十分困难。朱先生急忙去了医院。

在医院，医生仔细替朱先生做了检查，可是并不能得出诊断结论。后来一名有经验的老医生看到朱先生总是试着将脖子扭来扭去，表情十分痛苦，于是要求朱先生试着用自己的下巴去接触胸部，结果朱先生尝试了好几次都做不到，于是医生立即安排朱先生做腰穿刺的检查。结果发现朱先生的脑脊液里含有大量的脓细胞，还

有蛋白增多、糖减少的情况。最后医生诊断朱先生得了急性化脓性的脑膜炎。

脑膜炎是脑膜或者脑脊膜被感染时产生的疾病。脑膜炎分为细菌性脑膜炎、结核性脑膜炎、病毒性脑膜炎、隐球菌性脑膜炎、新生儿脑膜炎和朱先生所患的急性化脓性脑膜炎这几种。

急性化脓性脑膜炎大都由脑膜炎双球菌引起，如果生活和工作环境比较差，就很容易感染这种病菌。这种病菌会通过空气、飞沫传播，经过上呼吸道黏膜进入血液，繁殖之后最终到达脑脊膜，引起脑膜炎。

当上呼吸道发生细菌感染时，患者一般会出现恶心、发热、呕吐、流涕、鼻塞等呼吸道感染症状。由于这些症状和感冒十分相似，一般人很难将两者区分开来。但当细菌入侵到脑脊膜时，就会引发脑膜炎，头痛的症状就会日益明显。同时，患者还会产生一系列神经系统症状，最典型的是脖子僵硬，扭转困难——这是由于炎症影响了脊髓神经根，才令颈部或背部肌肉运动时出现剧痛。为了避免这种剧痛，颈部肌肉就会产生保护性痉挛，也就是颈部强直了。甚至，有的婴幼儿患者还会因此出现角弓反张的体征。

引起脑膜炎的细菌平时很可能就躲藏在我们的口腔、鼻腔或耳朵处，所以我们一定要保持面部五官的卫生。同时我们还要注意锻炼，增强身体抵抗力，不让致病菌有可乘之机。

防治指南

自我检查：脖子僵硬，并伴有头痛和发热时，可以自己试着用下巴去接触自己的胸部，如果接触不到，就要及时去医院，警惕脑膜炎发生的可能。

挂号科别：神经内科

治疗与保健：绝大部分早期的脑膜炎经过积极治疗都可以痊愈且不留下后遗症。脑膜炎是一种传染病，如果你接触了确诊的脑膜炎患者，应该向医生咨询并采取预防脑膜炎的措施。

 32．“痘痘”几年不消退，小心变成了粉瘤

征兆：脸上出现几年都没有消退的痤疮，触之可滑动。

大病：粉瘤。

致病习惯：①大量出汗后不注意身体的清洁。②平时不爱洗澡、洗脸。

说起青春痘，每个人都不陌生。可是如果一个“痘痘”在脸上长了好几年，甚至十几年，你一定要注意了，这可能根本不是痘痘。

李先生在8年前脸上就长出一颗“痘痘”，他总是不由自主地去挤。挤的时候，这个“痘痘”居然还会滑动。挤掉后过不了多久，它又长出来了，简直是打不死的“小强”。由于它不痛不痒，也没有进一步蔓延，李先生也就没再理会它。可让他没想到的是，这颗“痘痘”的生命力十分顽强，从此“不离不弃”地跟着他，一跟就是8年，而且一年比一年大。照这样下去，总有一天，连家里人也会认不出李先生了。这一天，李先生终于下了决心，到市中心的一家医院来看病。

医生检查后发现，这个越长越大的“痘痘”，其实是个土鸡蛋大小的粉瘤。用医学术语来说，粉瘤也叫皮脂腺囊肿，是皮脂腺分泌管阻塞后，在皮肤下面形成的潴留性囊肿。医生告诉李先生，粉

瘤虽然是良性，而且一般不痛不痒，但如果长期不摘除，是有可能发生恶变而形成皮脂腺癌的。

因为这颗粉瘤实在太大，为了尽量不影响患者的面容，医生在手术时着实费了一番工夫。手术后，李先生看到了那颗现在已被切除的跟了他8年的瘤子，怎么也没想到它会长这么大。

很多人搞不清粉刺和粉瘤的区别，以为两者都能随着年龄的增长而自愈，这其实是一个误解。粉刺和粉瘤虽然都和皮脂腺的分泌受阻有关，但粉刺一般是毛囊炎症，会因为受到感染而产生痒痛感；而粉瘤则隐蔽在皮肤下，一般是由皮脂腺分泌管道完全闭塞引起的，患者平时不会有异常的感觉，而且生长期缓慢，变大的速度很慢。

粉刺虽然不能用抗生素完全治愈，但在短期内的治疗是有效的。如果你觉得自己脸上长了粉刺，但用抗生素治疗完全没有效果，或者这个粉刺特别顽强，一直在脸上慢慢长大，那一定要注意了，这很有可能是粉瘤。

粉瘤的形成与皮脂腺分泌管道闭塞有关。一些处于青春发育期的孩子，平时热爱运动，出汗较多，但是在运动后没有注意及时洗澡，保持皮肤洁净，就容易发生皮脂腺堵塞的情况。要预防粉瘤，一定要注意卫生，保持皮肤清洁。

防治指南

自我检查：皮肤上出现长年不退的“痘痘”，可以先用力推按一下，如果发现痘痘可以在皮下隐隐滑动，就有可能是粉瘤。

挂号科别：皮肤科

治疗与保健：单纯用药物很难彻底治愈粉瘤。如果能选择手术，粉瘤的治愈概率就会大一些。一般的粉瘤，生长速度都比较慢。如果没有发炎，也没有持续长大的现象，可以先不用治疗；但如果是经常发炎、不断生长的粉瘤，那就要及早治疗了，不能轻视。

 33．眼珠长出白点，可能患真菌性角膜炎

征兆：眼干、眼红、流泪、怕光，眼珠处出现白点，视物不清。

大病：真菌性角膜炎。

致病习惯：①常用脏手擦眼睛，不注意眼部卫生。②常年戴隐形眼镜，又不注意眼部保养。

眼睛是非常脆弱的器官，只要我们对眼部卫生稍不注意，它就容易被感染。常见的眼部感染，如结膜炎、角膜炎都比较容易确诊，治疗也不费力。但下面我们说到的这种眼病，却很容易被误诊，而且致盲率比较高。

洪大爷在秋收时，不小心被树叶刮到了眼睛。后来，眼睛就一直不太舒服，他总感觉眼睛里像进了什么东西，时常觉得眼睛疼，不时流眼泪，在光线强的环境中更是几乎睁不开眼。

眼看着眼睛红肿起来，洪大爷有些着急，有一天他来到卫生所看病。医生说他得的是病毒性结膜炎，并不严重，就算不用药，十天半月也会自行好转，就和感冒一样。洪大爷配了一些眼药水，就放心地回去了。干活的时候随身带着眼药水，不舒服了就滴上一些。

一天早上，洪大爷起床时发现眼睛蒙蒙的，看不清东西，拿镜

子靠近看，发现眼珠子里好像长了一个小白点。洪大爷这下有点儿慌了，赶紧让儿子陪自己去市里的医院做检查。医生给洪大爷做了菌丝检测，确诊他患的是真菌性角膜炎，眼珠子上的白点就是角膜感染真菌后，溃疡生出的脓点。这种病很容易被误诊，在农村的农忙季节发病率很高。医生告诉洪大爷，他们医院最近收治了好几例真菌性角膜炎患者，其中有几位病人因为来得太晚，视力已经无法恢复了。

真菌性角膜炎是由真菌感染引起的眼病，致盲率很高，农民、野外工作者或者经常戴隐形眼镜的人士，是该病的高发人群。尤其是近年来，抗生素的滥用使人体的菌群严重失调，所以该病的发生率也提高了很多。

真菌性角膜炎患者感染初期，眼睛会有不适的症状，如眼干、眼红、流泪、怕光等，可持续2～3个月。急性发病时，患者会出现角膜溃疡，这时在患者的眼珠里可以看见小白点；如果不及时治疗，溃疡进一步侵蚀眼角膜，造成角膜不可挽回的损伤，就只能进行角膜移植或摘除眼球。

一些欠发达地区，由于医疗卫生条件不够先进，加上真菌性角膜炎的症状和普通的角膜炎、结膜炎极其相似，因此真菌性角膜炎常被误诊，给后期的治疗造成困难。如果眼睛出现不舒服的持续时间较长，我们一定要引起足够的重视，确认自己是否得了真菌感染，不能一味地用不对症的眼药水治疗。

防治指南

自我检查：如果觉得眼睛不舒服，要尽量回忆近期眼球是否有意外受伤。长期戴隐形眼镜者更要注意观察自己是否有眼干、眼红、畏光、经常流泪的症状。除此之外，假如眼珠出现白点，也应立即就医。

挂号科别：眼科、五官科

治疗与保健：治疗以使用局部抗感染药为主，常用药物有二性霉素B、咪康唑、氟胞嘧啶等外用药，斯皮仁诺等口服药和大伏康等静滴药。严重的真菌性角膜炎患者要接受清创治疗，通过结膜瓣遮盖术或角膜移植术等挽救视力。

为了预防真菌性角膜炎，我们应当注意以下几点。

1.养成良好的卫生习惯，勤洗手，常剪指甲。

2.不要长期戴隐形眼镜；更换隐形眼镜时要小心。

3.禁止患者在公共场所洗浴、游泳。

4.多吃具有清热泻火作用的食物，如茭白、冬瓜、苦瓜、鲜藕、甘蔗、香蕉、西瓜等。

 34. 口腔糜烂长水疱，一定警惕天疱疮

征兆：口腔黏膜糜烂，伴剧痛，继而皮肤上出现水疱。

大病：天疱疮。

致病因素：①长期待在污染严重的环境中。②有家族遗传史。③有擅服大量青霉素、利福平等消炎药的经历。

前几天，赵先生的口腔发生了溃疡，由于他经营着一家果园，工作繁忙，就自行用了些外用的药和抗生素，想扛过秋收这阵子再去医院看。但这一拖就拖出了大问题，赵先生的口腔糜烂非但没有好转的迹象，反而更加严重，几乎无法进食。同时他背上也开始长出一些水疱。这些水疱很容易破，流出清亮透明的液体，有时候还带有血丝、污浊。水疱破溃的地方会特别痛，有的破溃处已经发炎、糜烂，很难愈合。更恐怖的是，个别水疱很快就长到鸡蛋那么大，让人望而生畏。家人看了非常着急，就陪同赵先生到省城医院去看病。

经过医生检查，赵先生被诊断为“天疱疮”——一种自身免疫性大疱性皮肤病，并且是副肿瘤性天疱疮。由于拖的时间太久，此病已严重影响赵先生的肝肾等系统的功能。

一般认为，天疱疮的发作与遗传、环境污染等因素有关，在中

老年人中较为高发，常表现为皮肤上出现薄壁、易于破裂的大疱。天疱疮以往分四型，分别是寻常型、增殖型、落叶型和红斑型。随着诊断技术的发展，目前又增加了几型，副肿瘤性天疱疮就是其中之一。基本上所有寻常型天疱疮患者都会出现口腔黏膜的疼痛性糜烂，大于半数的患者还会出现松弛性水疱和广泛的皮肤糜烂。对于有些寻常型天疱疮患者来说，口腔损害可能是其唯一的临床表现。

总的来说，各种类型的天疱疮患者，都会出现口腔糜烂的症状。如果在口腔出现糜烂之后，皮肤也出现损伤，一定要引起高度重视，应立即前往医院进行诊治。如果一味拖延，很可能会令病情进一步恶化，增加救治的难度。同时，愈加严重的病情还会令病人的饮食也出现问题，令身体状况雪上加霜。

值得一提的是，某些药物可能激发患者的自身免疫反应而引发天疱疮，如青霉素、利福平等。比如作为果园经营者的赵先生，有时遇到关节痛，他就会经常自己去买些消炎药如吲哚美辛来用。这种没有经过医生或者药师的指导而自行购药的行为，其实也是存在一定危险的。

在医疗水平低下的时代，天疱疮可以说是绝症，但随着皮质类固醇激素和免疫抑制剂的出现，天疱疮的治愈率已经非常高了。即使像赵先生患的副肿瘤性天疱疮，也可以通过摘除引起原发病的肿瘤来治疗。但如果患者没有意识到天疱疮的危害而一直拖延下去，那么因为皮损等引发的继发性感染足以致命，悲剧就很难避免了。

✚ 防治指南

自我检查：平时注意有没有口腔溃疡的症状，如果溃疡的程度比较严重，疼痛剧烈，就应该引起高度重视。在口腔出现问题的同时，如果身上皮肤也发生了疱疹之类的损伤，就应马上去医院接受检查。

挂号科别：皮肤科

治疗与保健：对于寻常型、落叶型的天疱疮患者来说，医生一般会用皮质类固醇激素和免疫抑制剂进行治疗，对于病情严重者可能会采用血液置换的办法；副肿瘤性的天疱疮患者，应通过切除肿瘤来根治疾病。在基础的治疗之外，应通过合理饮食补充蛋白质和维生素，自主进食有困难的病人可以通过静脉注射补充营养，全身衰竭患者应接受输血。在日常的护理中，家属应注意保持患者身体的清洁卫生，防止褥疮。

 35. 睾丸肿大变硬，小心睾丸癌

征兆：长期背疼和下腹部隐痛，睾丸肿大、发硬。

大病：睾丸癌。

致病习惯：不良的穿衣习惯，导致阴部过热不透气。

陈先生是一家软件公司的老板，前一段时间，他老是觉得背部和下腹隐隐作痛，以为可能是工作太累了，就去温泉山庄度假。泡温泉的时候，他发现下体睾丸好像变肿了，摸上去还有点硬邦邦的。他有点儿担心，就给自己安排了体检，结果显示他已患睾丸癌，而且是恶性的，需要尽快切除。

陈先生一听要切除睾丸，内心非常反感，决定不动手术，自行吃了一些中药汤剂。但两个月后，陈老板睾丸上的肿块越来越大，医生对其再次进行检查，发现陈先生的癌细胞已经转移和扩散，只能用放射治疗和化学治疗来控制。

睾丸癌是一种起病隐匿、病情凶险的疾病。患者的睾丸一般会变肿，肿大的睾丸摸上去里面会有像石头一样硬的物体，其实那就是肿瘤组织，所以摸上去的感觉和睾丸并不相同。如果用手托起睾丸，会如同托着石头一般，有一定的重量感。

睾丸癌的恶性程度很高，发展非常快，从出现初期症状到转

移，只需要3个月左右，只要治疗稍有拖延，就很有可能危及患者生命。幸好睾丸癌大多只是出现在一侧，只要及时动手术切除患侧睾丸，癌细胞就不会侵犯到另外一侧睾丸。只要癌细胞没有影响到另一侧的睾丸，患者的生育一般是不会受到影响的，但手术后一定要对患者的相关指标进行密切监测。

虽然15～39岁是睾丸癌的高发年龄段，但其实任何年龄的男性都有可能会患上睾丸癌。有隐睾病史的男性必须小心，因为他们患上睾丸癌的概率是普通人的8倍。另外平时不良的穿衣习惯，比如爱穿紧身裤等，会使阴部长时间过热，也会增加睾丸癌的发病风险。国外有些专家认为，平时摄入过多的乳制品的人较容易得睾丸癌，但目前这只是一种推测。

✚ 防治指南

自我检查：让阴囊自然地下垂，用手掌托住阴囊，观察它的大小，感受它的重量。再用双手捏住睾丸，轻轻转动，看一看表面是否光滑、有无硬块，并注意左、右侧睾丸的大小有没有差别。如果发现有豌豆至鸽蛋大小的无痛肿块，一定要提高警惕，尽快到医院接受检查。

挂号科别：泌尿科

治疗与保健：睾丸癌发病很快，患者被确诊后应该马上接受治疗。治疗方法有多种，包括睾丸根治性切除术、腹膜后淋巴结清扫术，辅助放射治疗、静脉化学治疗等。睾丸癌治愈率很高，通过综合治疗，生存率可达95%甚至更高。

36. 阑尾炎反复发作，当心恶变成阑尾癌

征兆：阑尾炎反复发作，右下腹剧痛。

大病：阑尾癌。

致病因素：饮食不洁和不良生活习惯，导致阑尾经常发炎。

肝炎发展成了肝癌，不是什么稀奇事；但阑尾炎反复发作，居然成了阑尾癌，大家可能听得不多。

李先生是一个厨师，患阑尾炎一年多了，这期间阑尾炎反复发作。他觉得阑尾炎不算什么大事，而工作又实在太忙，于是就在家附近的诊所通过打点滴、平时吃点消炎药应付了事。

可是上个月，他在上班的时候，右下腹突然剧烈地疼痛起来，痛如刀割。李先生意识到自己的阑尾炎发作了。于是他急忙回家，把以前留下来的药找出来吃。可是这回，药物失效了，李先生的疼痛怎么也无法缓解，于是李先生去了一家大医院，决定一劳永逸地把自己的阑尾切掉。

医生在手术中发现李先生的阑尾已经严重充血、肿胀、溃烂，发出阵阵恶臭，而且李先生的腹腔内有大量脓液。医生将切下来的阑尾标本化验后发现，李先生患的并不是单纯性的急性阑尾炎，而

是阑尾癌。

阑尾癌早期大多没有临床症状，或者症状不典型，有时表现为慢性腹痛或者便血，无其他部位的痛感，一般不会出现面色潮红、低血压、哮喘等类癌综合症状。通常来说，阑尾癌的恶性程度低，瘤体较小，直径多在2厘米以下，很少发生转移。

阑尾癌发作时的症状与阑尾炎十分相似，由于两者的病变部位都是同一位置，临床表现也多为腹部肌肉拉紧，腹部上部或肚脐处隐隐作痛，并且伴有食欲不振、恶心、呕吐的现象。因此很多人会将阑尾癌发作时的症状误认为是阑尾炎，从而耽误了治疗。

值得一提的是，即便在阑尾手术中，由于阑尾瘤体小，不易被人发现或者误认其为粪石等原因，阑尾癌也很容易被医生忽视，只有通过病理检查才能得出确切诊断。阑尾癌还可引起阑尾穿孔，一般只有在手术后才能被发现。所以阑尾癌是具有一定的隐蔽性和欺骗性的。如果阑尾本身就有经久不愈的炎症，将会反复刺激局部，会令癌症的发生概率增加。因此一旦发现阑尾的部位经常疼痛或有炎症，那就一定要尽早到正规医院接受检查。

防治指南

自我检查：注意阑尾炎是否有反复发作的现象。

挂号科别：普通外科

治疗与保健：阑尾癌通常较少被人发现，而且这种癌较少发生转移，因此最有效的防治此病的方法是及早通过手术，将有炎症或者病变的阑尾切除。此外，既然阑尾炎反复发作是引起阑尾癌的主要原因，我们也要从源头上多想办法预防。引起阑尾炎的原因虽然是多样的，但其中包括了口味较重、喜食肥腻生冷，还有在饮食中不注意卫生等，这些都是我们可以从自身做起进行改善的。

37．皮肤意外被割破，也得防范艾滋病

征兆：发热、咽喉肿痛、关节疼痛、淋巴结肿大，持续时间长。

大病：艾滋病。

致病习惯：①没有保护措施的性行为。②与人共用牙刷、剃刀等私人物品。

社会上对于艾滋病的宣传非常多，人们对艾滋病的认识增加了是好事，但如果因过于担心而使自己疑神疑鬼，那也没有必要。

高先生上个礼拜去理发店理发，剪完头发后，理发师顺便给高先生刮了脸。刮完脸后，高先生发现自己下巴处有一个极细小的伤口，当时他也没怎么在意。第二天无意中和同事说起，同事开玩笑地说，让他当心艾滋病传染。

本来这只是一句玩笑话，不过后来高先生却莫名其妙发烧了3天，这让他担心起来。因为这件事，他在网上查了很多资料，考虑着要不要去医院检查一下，以致几天都睡不着。最后为了求个安心，高先生终于去医院咨询了医生。

医生在听完高先生的讲述后，告诉他共用剃刀的确有可能感染上HIV病毒，但感染的概率相对于其他感染途径来讲是低很多的。

因为艾滋病有一定的潜伏期，而且早期的症状和一般感冒的症状也比较相似，如在初次感染HIV病毒后的2～4周内，常会出现发热、咽痛、盗汗、恶心、呕吐、腹泻、皮疹、关节痛、淋巴结肿大这些常见的临床症状，持续1～3周后，症状就会减轻。医生建议高先生，如果担心自己感染HIV病毒的话，可以去做HIV抗体初筛试验，3个月后再复检一次，就可以知道自己是否感染HIV病毒。

高先生最后决定去检查，检查结果为阴性，这下他总算可以放心了。事后高先生也觉得自己可能有点小题大做了，不过凡事多留个心眼总是没错的。艾滋病目前的传播途径主要有性传播、血液传播和母婴传播，只要做到洁身自爱，不与人共用毛巾、牙刷、剃刀等私人物品，感染的概率是极低的。

防治指南

自我检查：如有过没有保护措施的性行为，意外受伤后伤口接触到别人的血液、体液等，出现发热、咽痛、盗汗、恶心、呕吐、腹泻、皮疹、关节痛、淋巴结肿大的症状，应尽快向医生咨询，评估感染的可能性。

挂号科别：皮肤科、传染病科

治疗与保健：预防艾滋病，我们要注意以下几点。

1.不参与黄、毒行为，有固定的性伴侣。

2.不参与非法采血、用血。

3.不与人共用牙刷、剃刀等私人物品。

4.一旦意外受伤，伤口接触到血液、体液或不明物品时，应尽快挤出伤口处的血液，使用75%的酒精消毒伤口。

38．乳腺癌逐渐低龄化，首先防范小肿块

征兆：乳房肿块，乳房不对称，乳头有高低异常、溢乳、溢血状况，皮肤发生改变，腋窝淋巴肿大。

大病：乳腺癌。

致病习惯：经常使用各种化妆品和激素类药物。

近几年，乳腺癌的发病率呈不断上升趋势，成为仅次于子宫颈癌的女性健康杀手。

今年25岁的小雪，是个手机销售员，为了以最好的状态面对顾客，她总是积极地使用各类化妆品。半年前，她在洗澡时摸到自己的右侧乳房有小肿块，但不痛不痒，没有什么不适的感觉。小雪平时有月经不调的毛病，就以为这次只是普通的经前乳房发胀，等月经过后就会好转，便没有放在心上。几个月过去了，小雪发现，她乳房里的肿块跟月经周期似乎没有关系，并且肿块已经越来越大，现在两个乳房已经明显不一样大了，就赶紧去了医院。

病理检查结果显示，小雪得了乳腺癌，已经是晚期了，同时发现她体内的雌性激素水平十分高。如果要治好小雪的乳腺癌，彻底切除身上的肿瘤，乳房就很可能保不住。面对检查结果，小雪痛哭流涕，后悔自己为什么没有早来检查。但是她也觉得奇怪，她平时

饮食和生活习惯都很健康，为什么会在这么年轻的时候就患上乳腺癌呢？

肿瘤科的医生告诉小雪，像小雪这种情况并不少见。现在越来越多的年轻女性患上乳腺癌，跟她们经常使用化妆品有关系。某些化妆品，为了片面追求效果，在里面添加了一些致癌物或雌激素，女性长期使用这样的化妆品很可能会使体内的雌激素水平受到影响，而较高的雌激素水平正是乳腺癌的危险因素。激素在体内的积累一般是看不到的，即使有患者发现了相关的症状也有可能会因为侥幸心理而对其置之不理，最终耽误治疗。

乳腺肿瘤是乳腺在各种致癌因素作用下，细胞发生癌变，克隆性地异常增生而形成的。小雪的肿瘤在刚开始时，只是一个小肿块，但是在半年的时间里，随着癌细胞的不断克隆、增生，肿瘤迅速变大。如果小雪再晚一些上医院治疗，后果将会更加严重。

乳房肿块是95%的乳腺癌病人的早期症状，因为该症状容易和良性的乳腺增生、乳腺纤维瘤相混淆，常常被医生和患者轻视。当乳房出现肿块时，先不要自己随便下结论，应该及时去医院接受详细检查。尤其是对于没有疼痛等其他症状的肿块，更要引起注意。

除了乳房肿块之外，乳头改变、乳房皮肤及轮廓改变、淋巴结肿大，这些现象也在一定程度上是乳腺癌发生的表征。当这些情况集中出现时，更要及时去医院检查，以确保自身的健康。

防治指南

自我检查：怀疑自己有乳腺癌，可以通过以下方式自查。

1.光线明亮的条件下，直立镜前脱掉上衣，面对镜子检查两侧乳房，看看是否对称，有无大小不一和其他异常体征。其异常体征主要包括：乳头溢液、乳头回缩、皮肤皱缩、酒窝征（乳房皮肤轻微凹陷）、皮肤脱屑及乳房轮廓外形有异常变化。

2.举起左侧上肢，用右手三指(食指、中指、无名指)指腹缓慢、稳定、仔细地触摸乳房，对左乳房进行检查，同时一并检查腋下淋巴结有无肿大。然后，反身举起右侧上肢，用左手以相同的方法检查右侧乳房。

3.用拇指和食指轻挤压乳头观察有无乳头排液，如发现有混浊的微黄色或血性溢液，应立即就医。

挂号科别：乳腺科

治疗与保健：一般来说，乳腺癌发病初期是其治疗的最佳时间，患者的生存率较高。临床上乳腺癌的治疗方法主要有手术治疗、放射治疗、化学治疗以及乳腺癌生物治疗。由于乳腺癌恶性程度高，仅采用单一的乳腺癌的治疗方法难以收到满意的效果，目前多主张采用生物治疗配合手术治疗、放射治疗、化学治疗的乳腺癌综合治疗方法。

第五章

远离有毒环境，癌症自然远离你

关注健康，预防癌症，环境是否良好很值得注意。

如今的环境状况让我们难免会接触到一些有毒有害物质，比如家里装修时的涂料、家具板材中就存在致癌物，在工作的地方也许会受到某些电子设备的辐射等。

在这一章中，医学博士结合多年来的临床经验，手把手地指导您怎样做这些大病的自查。如果您所从事的职业常常要接触有毒有害物或者生活的环境污染较严重，就要提高警惕，掌握一些大病自查的方法，就能有效地预防癌症。

39. 腰部胀痛尿中带血，警惕肾盂癌

征兆：出现无痛性间歇性血尿。

大病：肾盂癌。

致病习惯：长期工作或生活在有工业污染地方的人（如从事皮革、染料相关行业）容易发生此病。

朱大婶过去是一家皮具厂的员工，50多岁时老伴过世了，她就申请了退休，跟儿子儿媳住在一起，帮他们照看孩子。最近，朱大婶上厕所时发现自己小便带血，因为身体并无不适，所以她以为是最近吃了火龙果之类的红色食物造成的，就没把这件事放在心上。休息两天后，小便颜色确实又正常了，她就没告诉儿子。

谁知几天后，又出现红色的尿，还有腰部胀痛的感觉。血尿反反复复，朱大婶吃饭也没胃口了。儿子问明原因，一下就着急了，赶忙带她去医院看病。医生询问病情时，朱大婶说以前也曾经出现过，但持续的时间都不长，加上身体也没有其他特别的症状，就以为是上火，没觉得是了不起的病。医生又给她做了CT检查，结果显示为肾盂癌，要再进一步检查，看看是否扩散。

肾盂癌是发生在肾盂或肾盏上皮的一种肿瘤。血尿，尤其是无痛性间歇性血尿，是肾脏肿瘤的一大特征。肾盂癌发生血尿的时间

比较早，当肿瘤出血或侵犯肾盂时，就会出现血尿，出血停止时，血尿又随之消失。当肿瘤阻塞肾盂和输尿管的交界处，就会引起腰部不适、胀痛。这种症状具有很大的欺骗性，许多患者或家属，就是因为看到患者没有出现疼痛的症状，且血尿又时好时坏才麻痹大意。

除了血尿，食欲减退是大部分肿瘤患者常有的症状，一来是因为癌细胞可能已经侵蚀到病人的消化系统，影响到消化吸收；二来可能是心理因素，癌症带来的悲观情绪使病人不思饮食。

在进一步检查中，医生发现朱大婶的癌细胞还没有扩散。医生对她施行了肿瘤切除手术，还进行了局部的灌洗化学治疗，并嘱咐朱大婶术后要密切随访，警惕肿瘤复发。

朱大婶有些不明白，自己怎么就会得上肾盂癌？医生告诉她，肾盂癌的发病原因跟其生活环境有关，比如染料、皮革、橡胶等工业原料中的芳香伯胺类物质如联苯胺都是很常见的致癌物质。而朱大婶以前正是在一家皮具厂上班的，长期接触一些致癌物可能是发病的主要原因。另外，长期抽烟的人的肾盂癌发病率也明显高于从不抽烟的人。

肾盂癌的症状在早期特别容易被忽视，导致它成为最容易被漏诊的泌尿系统肿瘤疾病之一。所以，对于偶尔出现的无痛性血尿，我们决不能掉以轻心，要去正规医院接受检查，排除肾盂癌的可能。

防治指南

自我检查：平时可密切关注自己是否有下述表现，尽早发现肾盂肿瘤。

1.无痛性血尿，有时尿中可见条索状血块。

2.腰部胀痛不适。

3.按压腰部或上腹部，感觉有肿块。

4.全身不适，有不同程度的发热、贫血或高血压。

挂号科别：泌尿科

治疗与保健：肾盂癌治疗以手术为主，放射治疗、化学治疗为辅。传统手术是切除肾脏，而且要切除整条输尿管，包括部分膀胱，属于根治性切除术，但对于单发的分期分级较低的肿瘤也可采用保留器官的手术。肾脏的位置隐匿，肾盂癌的早期症状也不明显，因此，要对肾脏肿瘤出现的蛛丝马迹引起高度重视，争取早发现、早治疗。

40. 长期牙痛，应该当心脑膜瘤

征兆：面颊部偶尔出现触电般的疼痛，后转为持续性疼痛，说话、吃饭、刷牙、喝水时疼痛剧烈。

大病：脑膜瘤。

致病习惯：①三餐不定时。②频繁使用带辐射的手机、电脑。③性格忧郁内向。④有肿瘤家族史。

俗话说："牙痛不是病，痛起来真要命。"但是，牙痛真的就一定是牙齿的问题吗？在临床上，牙痛不仅可以由牙齿本身的龋坏等原因引起，很多全身性疾病也可引起牙痛。因此，牙痛患者千万不要大意，应尽早就医，及时发现存在的隐患。

李先生今年50出头，多年来右侧面颊部都会时不时出现触电般的疼痛，他一直以为是普通牙疼。最近大半年来，这种疼痛变成了持续性的，嘴巴闭着的时候还好，一旦说话、吃饭、刷牙时就会钻心地疼，甚至连小口喝水也会痛。李先生先后做过几次牙科治疗，抽过牙髓，拔了几颗牙齿，病情却一直没有改善。通过针灸又治疗了1个月后，他的嘴巴都几乎张不开了，连水都喝不下，疼痛也更加严重了。

最近，李先生去了一家大医院，在医生的建议下，他去做了脑部磁共振检查，这才找出了他这么多年牙痛的病因。原来李先生的脑干前方的斜坡长了个肿瘤，而且比较大，直径有2厘米。

脑膜瘤之所以会引发牙痛，是因为脑膜瘤的体积比较大，位置也比较深时，会压迫到脑干和三叉神经，从而引起了三叉神经痛，而三叉神经的位置集中在面部，其痛感也如同牙痛一样，非常剧烈。李先生一直把三叉神经痛当成牙痛进行治疗，当然没有效果了。近来，他脑内的肿瘤不断长大，现在已经到达了严重压迫三叉神经的程度，所以这段时间，他的牙痛会发作得特别厉害。

李先生后来在医院进行了脑膜瘤的摘除手术，困扰了他许多年的牙痛也随之消失了，目前他还在接受术后化学治疗。但因为他的脑膜瘤发现的时间比较晚，即使进行了手术，能否从此高枕无忧，还要继续观察。

李先生有点想不通，自己好好的为什么会得脑膜瘤。医生告诉他，现代医学发现，饮食不规律、性格抑郁、使用手机频率高、有肿瘤家族遗传史的人，更容易患上脑膜瘤。而李先生是一个业务员，平时吃饭时间不固定，手机更是24小时不关机，才让自己患上了脑膜瘤，李先生现在后悔也来不及了。

头部是人身体最重要的部位，当我们发现头部有异常时，一定要及早去医院进行正规的检查，千万不可自作主张地头痛医头、脚痛医脚，延误治疗。

防治指南

自我检查：如果出现有下列症状，应该警惕自己是否患上脑膜瘤。

1.精神障碍，性情反常。

2.幻嗅（莫名地闻到不存在的气味），癫痫。

3.清晨头痛，喷射状呕吐。

4.视力骤降，单眼凸出，单侧耳聋，半身不遂。

5.肢端肥大。

挂号科别：神经外科

治疗与保健：外科手术可治疗大多数脑膜瘤，彻底清除病变的脑组织。如患者无症状且全部肿瘤切除会导致让人难以接受的功能丧失，可选择部分切除。

41．非典型的感冒症状，可能是肺结核的征兆

征兆：连续数天的低热后突发高热，伴有头痛、呕吐、咽喉干燥和夜间盗汗。

大病：肺结核。

致病习惯：①工作或居住的环境条件差。②有类似感冒症状时自行吃药，不去医院检查。

100多年前，肺结核是绝症的代名词。后来人们逐渐懂得用药物来对付肺结核，令它几乎绝迹。但近年来，医院又开始出现了不少肺结核的病人，发病率有上升的趋势。肺结核主要是由飞唾传播的，所以平时在杂乱环境中工作或生活的人一定要留心了。

小章一年前来到沿海城市打工，由于收入不高，只好在车站附近租了个房子，虽然条件艰苦，他也凑合着过了。两个月前，小章得了感冒，持续咳嗽了很长时间，后来还出现了低烧。医生曾建议他去拍片检查一下肺部，但小章觉得拍片太花钱，想着自己应该只是感冒咳嗽而已，就没有去检查。没想到过了几天后，小章突然发起了高烧，体温超过40℃，而且头痛得厉害，整个人都晕乎乎的，连走路都没力气，好不容易才在室友的帮助下来到了医院。

检查结果显示，小章居然同时患上了肺结核和结核性脑膜炎两种病。他之前的低热、咳嗽症状就是肺结核引起的，因为小章没有及时治疗，才导致结核菌扩散，最终患上结核性脑膜炎。

最近十几年，肺结核的病例又多了起来。大部分的结核病，都是由结核杆菌引起的。结核杆菌是传染性很强的病菌，由于人体肺部没有其他菌群，所以结核杆菌特别容易在这里“安营扎寨”，引起肺部的结核病。

结核病有一定的潜伏期，早期的症状又和感冒相似，所以患者容易疏忽大意，延误了治疗。但只要留意，我们还是能把结核病引起的症状和一般的感冒区分开来。一般的感冒，症状往往集中在上呼吸道，比较严重的感冒，可能还会出现发热、无力的症状。但肺结核患者除了上述症状以外，往往还会有夜间盗汗的情况。

对于第一次患病的人来说，体内并没有抗体，所以结核杆菌在侵入肺部后，往往会直达肺门淋巴结，引起肺门淋巴结肿大，从而令身体产生持续性的抵抗反应。部分女性，甚至还会出现生理期的紊乱。

一旦有了这些情况，请千万不要忽视，应该尽早到医院检查，抓紧治疗，以期获得良好的预后。

✚ 防治指南

自我检查：留意自己是否有以下情况。

1.出现超过一星期的37.5℃以上的发热。

2.出现长时间的咳嗽（尤其是夜间咳嗽）、咯血、盗汗、精神萎靡。

挂号科别：呼吸内科、传染科

治疗与保健：肺结核患者饮食应该以高蛋白、糖类、维生素类为主，宜食新鲜蔬菜、水果及豆类。近年来研究证明，吸烟会使抗痨药物的血浓度降低，对治疗肺结核不利，又能增加支气管痰液的分泌，使咳嗽加剧、结核病灶扩散，加重潮热、咯血、盗汗等症状。饮酒能增加抗痨药物对肝脏的毒性作用，导致药物性肝炎，又能使机体血管扩张，容易使患者产生咯血症状。所以，在肺结核病的防治上，除了要改善居住的环境，多呼吸新鲜空气，锻炼身体以增强免疫力，还要积极地戒烟戒酒。

 42．皮肤红斑不是湿疹，也要警惕皮肤癌

征兆：脖子等处突然长出成片的红斑，表面伴有鳞形脱屑，抓挠后易出血。

大病：皮肤癌。

致病习惯：皮肤经常裸露在阳光底下曝晒。

今年32岁的张先生，是一家游泳馆的教练。最近，他突然发现自己的后颈处突然长出一片红色的斑来，红斑表面有鳞状的脱屑，而且只要伸手去抓，即便用力很轻，也容易出血。

同事告诉他，他可能得了湿疹。于是，张先生自己买了些外用药来用，却没有什么效果。不久，红斑处长出了一个发亮的、半透明的丘疹样小结节，小结节的表面时不时渗血。张先生的学生中刚好有一位是医生，偶然发现张先生的情况，就告诫他，这种情况应该马上去医院皮肤科做检查，因为这很可能是早期皮肤癌的症状。

张先生听了这位医生的话，第二天就去了医院的皮肤科。医院的检查结果证实了这位医生的猜测。张先生患上了皮肤癌，不过万幸的是，还是早期，不算太麻烦。

一般来说，皮肤癌主要有三种类型：基底细胞癌（又称侵蚀性溃疡）、鳞状细胞癌和恶性黑色素瘤。像很多皮肤病一样，皮肤癌

的发病跟长期暴露在太阳光下有关。

太阳光中的紫外线能够改变皮肤细胞的遗传特性，导致癌细胞的生长。人体的面部、头部、颈部这些长期暴露的部位，当然首当其冲容易中招。在北美地区，由于人们在开车时，喜欢将一只手伸出窗外，边晒太阳边开车，所以手臂上得皮肤癌的病例很多。

早期的皮肤癌大多表现为红斑状，或略高出皮肤表面的丘疹样皮损，表面常伴有鳞形脱屑或痂皮形成，症状与牛皮癣、湿疹、炎症等良性皮肤病相近。早期皮肤癌在没有得到有效的治疗时，病情会进一步恶化，出现某些发亮的半透明的丘疹样小结节，表面有渗血并伴有毛细血管扩张，或者出现像瘢痕样的表面光滑的纤维样斑，有的病灶内会有黑色的彼此融合的小点。

张先生患的是基底细胞皮肤癌，如果没有及早接受治疗，会引起局部的组织糜烂；如果癌细胞发生转移，患者还会有生命危险。好在张先生在早期就发现了这个病，抓住了较好的治疗时机，才没有使病情恶化下去。

防治指南

自我检查：全身裸露，在光线明亮的条件下，通过镜子仔细检查身体表面的每一个部位，注意察看皮肤表面有无异常，例如突然生长出来的丘疹、红斑、黑色素痣，甚至长久不消失的暗疮、出血、结痂等情况。若有上述情况，应引起注意。如果平时是在日晒环境、放射线环境、化学环境中工作则更要提高警惕。

挂号科别：皮肤科

治疗与保健：对于早期皮肤癌，癌细胞侵入较浅，是可以通过手术进行根治的。所以对于身体表面的异常我们要提高警惕，及早发现，及早治疗，以免错过治疗的最佳时机。皮肤癌易发生在长时间暴露于日光下的人身上，所以我们应当防止过度日晒，同时养成规律的生活习惯，注意合理排解心理压力，预防皮肤癌。

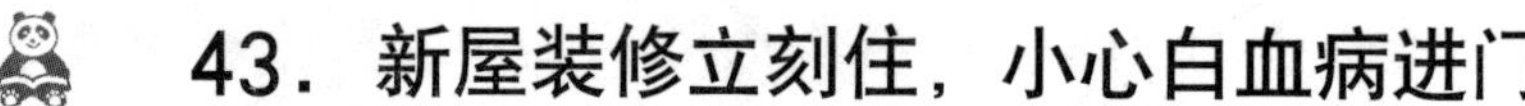

43．新屋装修立刻住，小心白血病进门

征兆：儿童头晕，不爱活动，面色苍白，乏力，贫血。

大病：白血病。

致病习惯：①新装修的房子马上入住。②长期待在有化学污染物的地方。③长期受到电离辐射。④有家族遗传史。

向先生的儿子叫虎子，5岁了，活泼好动。最近，向先生搬了新家，还铺了漂亮的地砖，孩子经常在地板上玩得不亦乐乎。可是好景不长，搬入新居三四个月后，虎子总说有点头晕，不那么爱玩了，身体也懒懒的，上下楼梯都要爸爸妈妈抱着。妈妈以为他在撒娇，没太在意。

过了几天，妈妈发现孩子的脸色有点苍白，于是带孩子到社区医院检查，医生说虎子有点轻度贫血。回家后夫妻俩还是有点不放心，于是就抱孩子去儿童医院做了检查。检查结果显示虎子血常规异常，医生又给孩子做了骨髓穿刺，最后虎子被诊断为急性淋巴细胞白血病。

白血病俗称“血癌”，是一种造血干细胞的恶性肿瘤，也是儿童最常见的恶性肿瘤，多发于2～8岁的儿童，男孩发病率高于女孩。患白血病后，患者的造血干细胞发生恶性、克隆性增殖，使正常的造血受到抑制，患儿就会出现不同程度的贫血，表现出头晕、乏力、面色苍白等症状。要注意，贫血是白血病的症状之一，但是贫血并不就意味着患者得了白血病，也可能是其他的血液病，所以当孩子出现贫血时，建议接受骨髓穿刺检查，以进一步了解病情。

目前引起白血病的病因尚不清楚，一般认为与病毒感染、电离辐射、化学致癌物质、先天免疫缺陷、免疫功能失调等有关。在排除了遗传、乱用药物等因素后，虎子之所以会患上白血病，很可能与室内环境污染有关。新居装修的板材、壁纸、内墙涂料、油漆等含有大量的甲醛、苯系物等，这些有害物质会造成孩子慢性中毒，引起造血和免疫机能损伤，很可能是虎子患上白血病的诱因。

另外，不爱活动、食欲减退，发生骨和关节疼痛、不规则发热、衰弱、皮肤和牙龈出血等，也是白血病早期的典型症状，当家长发现孩子出现这些症状时要格外警惕。

防治指南

自我检查：留意孩子是否有以下症状。

1.突然出现原因不明的发热，伴有咽痛、倦怠、嗜睡。

2.鼻、牙龈、口腔黏膜出血及呕血、便血等。

3.眼睑的黏膜色泽苍白，提示贫血。

4.体表皮肤有原因不明的出血点及瘀血斑，压之不褪色。

5.颈部、锁骨、腋下、腹股沟等处出现淋巴结肿大。

挂号科别：血液内科

治疗与保健：检查白血病时，通常要做血常规、外周血涂片、骨髓穿刺等检查，必要时还要做骨髓活检。大多数的儿童白血病病情发展都较迅速。幸好儿童对化学药物治疗很敏感，癌细胞容易被杀灭，对于化学治疗耐药的患儿还可施行造血干细胞移植。目前白血病的治疗手段还是比较多样的。

 44．小儿腹痛，可能是过敏性紫癜的信号

征兆：低热、咽痛、上呼吸道感染，后出现腹痛。

大病：小儿过敏性紫癜。

致病习惯：①接触花粉、尘螨等过敏物。②食用引起身体过敏反应的食物。③使用易过敏的药物。④缺乏锻炼。

前一段时间，于女士带3岁的儿子小强去植物园玩。回来后，孩子喉咙肿痛，发起了低烧。于女士以为是感冒，就给孩子吃了一些感冒药。很快，小强的上呼吸道症状消失了，但是他却时常捂着肚子说自己肚子痛，面色也很苍白。于女士认为小强可能是吃错了东西，于是给他吃了点调理肠胃的药，对此并没有放在心上。

几天后，令于女士始料未及的情况发生了。小强的脚上、屁股上长出些粉红色的斑丘疹，后来越长越多，密密麻麻地连成一片，而且颜色也渐成了暗紫色，手上也有生长的趋势。于女士急急忙忙带着小强去了医院。医生的诊断结果是：小强患上了腹型过敏性紫癜。

小儿过敏性紫癜是一种由于过敏而引起的毛细血管变态反应。过敏原很多，包括食物、药物、花粉、昆虫咬伤等。

小儿过敏性紫癜一般是有征兆的，比如之前的腹痛就是很典型的征兆。儿童的肠壁较薄，血管丰富，发生小儿过敏性紫癜时，

肠壁容易出现水肿、渗出或者出血现象。肠壁出血，会使肠蠕动亢进，引起肠壁痉挛，从而造成腹痛。很多时候，腹痛症状会先于紫癜症状出现，这正是腹型紫癜的典型表现。对于过敏性紫癜，一般家长了解得不够，而小儿腹痛的原因又比较多，发生腹痛时孩子的表述又不那么清楚，因此很多家长没有对此引起足够的重视，直到皮肤出现明显症状时，才想起来要带孩子上医院做检查。

要避免小儿过敏性紫癜的发生，最好还是让孩子远离过敏原。尽量让孩子远离花粉、尘螨多的环境。要多注意小孩的饮食情况，那些已知的能让自己孩子过敏的食物最好不吃。用药前要先请教医师的意见。因为青霉素、磺胺类等药物也有可能诱发此病。

不过，有时候即使孩子接触了过敏原，也并不一定会发生小儿过敏性紫癜。是否发病还和孩子的身体抵抗力有关，抵抗力弱的孩子，可能稍微接触一下过敏原就会发病。所以，家长平时应该多让孩子参与锻炼，增强体质。

防治指南

自我检查：家长应留意孩子有无以下症状。

1.出现乏力、低热、厌食。

2.四肢远端及躯干两侧出现对称的皮肤紫癜。

3.出现血管神经性水肿，膝、踝、腕等关节处疼痛肿胀。

4.腹痛、呕吐、腹泻。

挂号科别：血液内科

治疗与保健：在接受治疗期间，家长不要将患儿带到温度低或人群密集的环境中去。这些地方病毒和细菌较多，容易令紫癜复发。同时患儿也不要进行剧烈运动，令身体过度疲劳。患上小儿过敏性紫癜后，如果3个月内情况平稳，日后复发的机会就会减少。如果超过3个月病情还没治愈，日后复发的可能性就比较大。

第六章

老年人怎么防癌，全家都应予以关注

老人家身体健康，既是自己的福气，也是晚辈的福气。

老年人如果平时有食欲不振、胸闷气短、手脚麻木的情况，可千万不能和年轻人一样觉得无所谓。因为老年人身体修复能力较差，这些症状很可能是大病的征兆，如果不加重视，癌症也可能悄悄找上门。老年人的健康最不容忽视，赶紧知道一些最实用的大病自查方法，等到遇上紧急情况，就不会手忙脚乱，以致耽误治疗了。

在本章中，医学博士为您总结了老年人发病率较高的几个大病的自我检查方法，老年人和晚辈都应该来看一看。

45．老年人腹背疼，也许是胰腺肿瘤

征兆：上腹和后背同时出现疼痛，伴有食欲不振、恶心。

大病：胰腺肿瘤。

致病习惯：①烟瘾大。②饮食过咸过辣。③常吃腌制食物和烧烤等。

从两个月前开始，65岁的许先生老觉得上腹和后背无缘无故地疼痛，折磨得他寝食难安。这期间他吃了很多治肠胃病的药，还去做理疗、推拿、拔罐，希望缓解疼痛，只是效果都不明显。最后，许先生到医院接受详细检查，结果查出他的胰腺上长了肿瘤，并且已经发生转移。

从人体结构来看，躯干的中间这一段，前面是腹部，后面是背部，从前到后除了皮肤以外，进入腹腔首先看到的是肝脏和胃，后面才是胰腺，它的位置非常靠后。胰腺虽然也是位于腹部的器官，但是它并不在腹腔里面，而是位于腹膜后间隙的腹膜后腔。由于肿瘤会刺激后面的神经，所以胰腺癌早期表现除了上腹部疼痛，更多的病人会出现腰背部疼痛，这也是胰腺肿瘤的最大特点。因为它非常隐蔽，症状就显得特别不典型。

要是从结构分，胰腺可分为胰头、胰体、胰尾，倘若在胰头这

个地方长肿瘤，很可能会压迫胆管，出现黄疸症状，也就是血清中胆红素升高，使皮肤、黏膜等发黄。胰体、胰尾和脾挨着，即使有肿瘤也很少发生黄疸。成年人出现黄疸，一定要加倍警惕是不是患了胰头肿瘤。胰头肿瘤也是所有胰腺肿瘤中最常见的，占六七成。

肿瘤如果长在胰尾，则更加隐蔽。像许先生的胰腺肿瘤长在胰尾，位置比较深，很难被发现，幸亏肿瘤转移的距离不算远。最后，许先生的肿瘤被完整切除，门静脉被切除后换上了人工血管。

由于胰腺癌发病比较隐匿，当病人出现症状就诊时多为晚期了，而且胰腺癌的预后相当差。所以要提醒患者朋友们，反复出现不明原因的上腹部疼痛、腰背疼痛、恶心呕吐、食欲不振和体重下降、血糖升高，经过相应治疗没有好转反而加重的，一定要警惕胰腺肿瘤发生的可能，及时到医院检查。普通的检查，经常会将胰腺癌误诊为浅表性胃炎，因为胰腺肿瘤患者一般会同时伴有浅表性胃炎，上腹部疼痛的症状也与浅表性胃炎很相似。所以只有主动要求进行肿瘤检查，才能让自己完全放心。

另外，患者要养成良好的生活习惯，戒烟限酒。抽烟可以使血脂浓度增大，直接增加患上癌症的危险。现代医学研究发现，习惯抽烟的人患上胰腺癌的概率远远高于不抽烟的人。不要过多地吃咸、辣、腌制的食物，年老体弱者应多摄入防癌食品和碱性食品。同时要加强体育锻炼，增强体质。多在阳光下运动，多出汗可让体内酸性物质随汗液排出体外，从而保持弱碱性体质，使各种癌症疾病远离自己。此外，注意多用健康的方法烹调食物。

✚ 防治指南

自我检查：如果出现以下症状，就要警惕自己患上胰腺癌的可能。

1.年龄超过40岁，出现黄疸。

2.上腹部疼痛，位置可偏左或偏右，开始为隐痛，常牵引至背部肩部。夜间或侧卧时疼痛更加严重。

3.食欲不振、腹胀、消化不良、腹泻，有时也可出现恶心、呕吐等。

挂号科别：消化内科

治疗与保健：胰腺癌是一种恶性肿瘤，多发于中老年男性。因为它发病隐匿、发展迅速，致死率高，诊治困难，也被称为“癌症之王”，所以早期诊断和治疗非常重要。在癌症未发生转移或转移不远时，可通过手术切除，否则只能进行保守治疗了。

 46．绝经后阴道出血，格外警惕子宫内膜癌

征兆：更年期妇女绝经前后阴道出现持续性的出血、流液。

大病：子宫内膜癌。

致病因素：①更年期内分泌异常。②绝经后延。③有高血压、糖尿病病史。

尤女士今年虽然已经60岁，可是外表看起来比同龄人都年轻，经常有人以为她才刚过50岁，由于她体形较胖，看起来就很有“福相”。上个月，尤女士和家人去郊游，走到一半的时候，尤女士的女儿悄悄把她拉到一边，说她的裤子脏了。尤女士低头一看，发现自己裤子上染红了一块，女儿以为她来月经了，就递给她一包卫生巾，尤女士拿也不是，不拿也不是，只好和女儿说了自己的情况。

原来，尤女士在一年前已经停经了，但最近3个月开始，她发现自己又有来“月经”的情况。只是这回的月经和以前很不同，没什么规律，隔几天来一点，断断续续的，刚开始量很少，但后来出血量逐渐增多，很多时候还会觉得头晕眼花、心悸不安。尤女士的女儿听完，连连责怪自己太粗心，没有留意到母亲的身体状况，她赶忙劝说尤女士去医院接受检查。后来，尤女士上医院做了检查，竟然被确诊为子宫内膜癌，同时还查出高血压和糖尿病。

不正常的“月经”竟是子宫内膜癌的征兆，这两者之间有什么关联？医生告诉尤女士和她的家人，子宫内膜癌又叫做子宫体癌，虽然这个病名平时比较少听见，但其实它的发病率仅次于乳腺癌和宫颈癌这两个常见的妇科癌症。子宫内膜癌的表现主要是不正常的阴道出血、排液，晚期可出现腰、腹部疼痛。大部分的子宫内膜癌病例是由于孕激素拮抗导致的，在雌激素的长期刺激下，子宫内膜就出现了增生，进而发生癌变。也就是说，癌变是由内分泌异常、雌激素长期偏高造成的。另外，据临床统计，88.2%的子宫内膜癌病例同时伴有高血压，67.64%的病例伴有糖尿病，76.47%的病例明显超重。

雌激素偏高的患者，常会有绝经延迟，因此，子宫内膜癌的患者绝大部分有绝经延迟的情况，比一般妇女推迟5～6年。通常，妇女的绝经年龄为50～55岁。以尤女士的例子来讲，59岁才绝经属于异常情况，再加上尤女士又有高血压、糖尿病、肥胖这些代谢性疾病，所以她患子宫内膜癌的风险就比一般人高。

防治指南

自我检查：对照检查自己有无以下症状。

1.绝经比较晚，在55岁以后才绝经。

2.绝经一段时间后，阴道出现不规则的出血。

3.血压、血糖升高，或有糖尿病、原发性高血压的病史。

4.饮食没有太大变化，但体重增加，体形肥胖。

5.心悸、头晕。

挂号科别：妇科、肿瘤科

治疗与保健：子宫内膜癌的治疗以手术为主，放射治疗、化学治疗和激素治疗为辅。经过规范治疗，子宫内膜癌发病早期患者5年存活率为90%，中晚期的病人经过治疗也能获得较好的疗效。

月经的情况和女性一生的健康都息息相关。在40～60岁的围绝经期，女性的月经规律会逐渐出现变化，太早或太晚绝经都不利于女性健康，需要特别留意这些异常，一旦出现绝经延迟、绝经后阴道出血的现象应该尽早去医院接受检查。

在日常生活中，处于围绝经期的女性要注意饮食，少吃高糖、高脂肪的食物，不要滥用雌激素。

47. 右上腹钝痛食欲差，排除肝癌的可能

征兆：疲劳、乏力持续出现，消瘦，右腹钝痛、压迫感，食欲减退、恶心、消化不良。

大病：肝癌。

致病习惯：①劳累过度，缺乏锻炼，经常熬夜。②长期喝酒抽烟，常吃腌制的食物。③情绪波动大，易发怒。

卢先生在退休前是一位经验丰富的高中老师，对学生和自己要求很严格，他常说，学生从早学到晚，他就得“从早干到早”，通宵工作是常有的事。虽然觉得很累，可是他认为那都是他应该做的。今年退休后，卢先生休息的时间多了很多，可是他发现身体状况有些异常，尽管平时没干什么，但却常常觉得累，没有力气，也没有胃口。他以为这是由于退休后生活习惯改变了，自己还没适应，因此也没怎么在意。上个月，卢先生有位老同事因为肝癌住院了，他去探望老同事后开始担心起来，因为这位同事前段时间也是经常觉得累、没胃口，后来就经常出现腹部疼痛、消瘦、发热的情况。卢先生觉得自己的情况和这位老同事很相似，和家里人商量过后，便决定去医院检查一下。结果出来了，卢先生竟然也得了肝癌。

知道检查结果后，卢先生和家人都非常震惊。尽管医生跟他

说，他的病发现得比较早，治疗效果还是比较乐观的，但卢先生还是非常焦虑，他怎么也想不明白，自己只是觉得累和胃口不好，怎么竟然会得了肝癌。医生给他解释说，任何病的发展都有一个过程，肝癌早期，首先出现异常的就是消化系统。因为肝脏能分泌胆汁帮助消化，同时也是分解糖和脂肪的重要器官，肝脏出现病变时，人体自然就会出现消化不良、腹胀、食欲减退的情况。因为消化不良，营养吸收不好，病人就会觉得浑身没有力气，很容易疲劳。

疲劳、乏力和胃口不好是肝癌早期的典型表现，由于这些症状容易和单纯的消化不良混淆，所以常常被患者忽略。一般肝癌的典型症状都在中晚期才被发现，像卢先生这样能够在发病早期就发现，可说是非常幸运的。相当多的肝癌患者都是等到右上腹肝区剧烈疼痛、呕吐、严重消瘦时才意识到。

在医生的一番解释和劝说下，卢先生和家人也逐渐接受了这个事实，开始进行治疗。在治疗的过程中，卢先生也了解到很多关于肝病、肝癌的知识。他知道了自己的病和过去的生活习惯有很大关系，抽烟、熬夜、发怒等都会损害肝脏。长期熬夜，尤其是通宵熬夜，会导致肝功能紊乱，加重肝脏的负担。发怒、发脾气也会对肝脏造成损害，中医认为“怒伤肝”，意思是说大怒会导致肝气上逆、头目胀痛，甚至吐血、咯血。从现代医学的角度来看，愤怒情绪会引起神经紧张，影响内分泌系统，导致血液中的肾上腺皮质激素、甲状腺激素等激素分泌增加，从而影响肝脏的血液循环和肝功能的正常发挥。

防治指南

自我检查：对照检查自己有无以下症状。

1.食欲减退、消化不良、腹胀不适，有时恶心、呕吐。

2.右上腹胀痛，刚开始为间歇性，逐渐变为持续性胀痛。

3.明显消瘦，体重减轻，疲劳、乏力。

4.发热、水肿、皮肤瘙痒、皮下出血、黄疸。

挂号科别：肝胆外科、肿瘤科、消化内科

治疗与保健：肝癌的治疗以手术为主，通过清除肿瘤逐渐恢复肝功能。肝癌早期，手术治疗的一年生存率为80%，五年生存率为50%。手术治疗再配合其他辅助治疗，可取得更好疗效。除手术治疗外，还有射频消融、微波消融、分子靶向治疗、干细胞治疗、冷冻治疗、放射治疗等。

预防肝癌最重要的是保持良好的生活习惯，戒烟、戒酒，不熬夜，少吃高脂肪、腌制的食物，保持乐观积极的情绪。多吃富含B族维生素的食物，例如燕麦、动物肝脏、蛋类、豆类、牛奶、胡萝卜、鱼肉等。

 48．老年人贪食难消化，当心患上肠梗阻

征兆：腹部剧痛，呕吐，腹部能摸到肠道突出的形状。

大病：肠梗阻。

致病习惯：酷爱糯米、年糕、煎炸食品、动物肌腱筋胶、坚果等不利于消化的食物的老年人易患此病。

端午节到了，姚大爷祖孙三代齐聚一堂，其乐融融。姚大爷平时就比较贪嘴，加上过节高兴，一口气吃了两个大糯米粽。没想到吃完刚过一小时，他就腹痛难忍，呕吐不止，被家人紧急送去医院。医生检查后发现，姚大爷的腹部能摸到梗阻肠子的突出形状，也找到了让大爷痛苦的元凶，原来是吃下去的粽子消化不了，造成了肠梗阻，必须马上进行手术治疗才行。

虽然肠梗阻在临床上分为很多种类型，但各种类型都有一个共同特征：肠内的东西不能顺利地通过肠腔。急性肠梗阻是最常见的外科急腹症之一。肠道阻塞后，食物残渣就会回流，而肠道此时试图把食物残渣推过阻塞部位，这时就会引起剧烈的绞痛。至于呕吐，早期为反射性地呕出胃内容物，此后根据梗阻部位不同而有所不同。部位愈高，比如阻塞的部位在小肠，呕吐出现得就会愈早。

临床上，肠梗阻是死亡率较高的急重病。因为肠梗阻患者如果

不能得到及时处理，会发生肠膨胀、呼吸障碍、肠坏死、肾衰竭等一系列并发症，严重时危及生命。

老年人不可避免地会有全身各脏器功能的衰退，引起肠道功能紊乱，使肠道的消化、吸收、分泌、蠕动等功能减弱。食物在胃肠道内可能会出现消化吸收不充分的状况，一些未被完全消化吸收的食物团块可能会堵塞肠腔，引起肠梗阻。尤其是有创伤、肠道手术等病史的老年人，发生肠梗阻的概率更大。

有些老年人见到自己喜欢吃的东西，不管容易不容易消化，多吃几口再说，结果引来不良后果。其实老年人应该多吃一些易消化的食物，食物加工或烹饪要尽量精细，方便咀嚼。一些不易消化的食物要少吃，比如糯米、竹笋以及动物心脏、肌腱等。如果突然发生肚子疼痛、腹胀、呕吐，不能排气、排便等情况，应该引起注意，这可能是肠梗阻的先兆。

防治指南

自我检查：平时多注意自己的消化功能，吃东西容易腹胀，排便、排气不顺畅，嗳气等都是消化功能弱的表现。消化功能弱的人平时吃东西不能太多，以防止意外。如发现自己有腹痛、呕吐、腹胀、停止排气排便这几个症状，应尽早就医。

挂号科别：消化内科、消化外科

治疗与保健：肠梗阻患者平时要注意保养，饮食上应注意以下几点。

1.手术一周后可吃半流质饮食。

2.多吃易消化、可促进排便的食物。

3.多吃清淡有营养、流质的食物。

4.多吃富含蛋白质及铁质的食品。

5.选用植物性油脂，多采用水煮、清蒸、凉拌、卤、炖等方式烹调食物。

6.禁食肥肉、内脏、鱼卵、奶油等胆固醇含量高的食物。

49．日显夜隐的肿块，这是疝气在作怪

征兆：白天站立或运动时腹股沟出现小肿块，晚上睡觉时肿块消失，偶有胀痛、便秘。

大病：疝气。

致病习惯：①长期便秘。②因患有慢性肺部疾病而常咳嗽。

今年61岁的廖大爷，是一家工厂的门卫。他在一次感冒后发现自己腹股沟部位多了一个小肿块，白天站立或者运动时可以摸得到，圆圆滑滑的，用手压可以将它压回去，晚上睡觉的时候，那个肿块就不见了。除了偶尔有些腹胀的感觉或者是排便困难之外，廖大爷并没有感觉到其他的不适，他认为人老了，便秘是正常的，也没将便秘、腹胀和肿块联系在一起。

可是，这几个星期他发现那个肿块比较难缩回去了，而且小腹在运动后经常疼痛，睡觉时则会舒服很多。那天，他闲着无事和厂里面的年轻小伙子打了一场篮球，打完后，小腹突然剧烈地痛起来，痛的时候有如刀绞。同事急忙将痛得大汗淋漓的廖大爷送进了医院。

医院的诊断结果出来了，廖大爷被吓了一跳。原来，廖大爷得的是绞窄性疝，现在绞窄性疝已经引起了肠坏死，所以必须动手术

切除坏死的肠子。廖大爷有些不明白什么是绞窄性疝，他想不通自己平时身体挺不错的，怎么就会突然肠坏死了。

医生告诉廖大爷，他的肠坏死是由疝气造成的。所谓疝气，即腹股沟疝，就是人体的组织或者器官一部分离开了原来的部位，通过人体间隙、缺损或者薄弱的部位进入另一部位的情况，俗称“小肠串气”。

疝气多发于小孩和老人，小孩的疝气属于先天型的，而老人的疝气属于后天型的。随着年纪的增长，老人的腹壁会变得薄弱，而人的肠子是时时刻刻在体内运动着的。有些人比如便秘患者、慢性肺疾患者会因为排便不畅和慢性咳嗽而使腹内压力增高，有部分肠子在这种情况下，就顺着腹壁有缺口的地方钻了出来，从而在钻出的部位形成一个小包（医学上叫疝囊）。绝大部分的小包在人站立的时候比较明显，平卧的时候可能自行回纳和消失。但是因为腹壁缺损较小的关系，这部分肠子也可能不能回纳，卡在缺口处，从而使静脉回流受阻，导致肠壁瘀血和水肿，发生嵌顿性疝。如果嵌顿性疝没有被及时解除，小肠壁及肠膜受压情况不断加重，可使动脉血流减少，最后完全阻断，这一部分肠壁将变黑、坏死，造成严重的后果。

廖大爷后来在医院接受了手术，休息了几个月后，身体恢复了健康。医生说廖大爷这次算是很幸运的，曾经有疝气患者最终发展成为脓毒血症，情况极度危急。

防治指南

自我检查：仔细检查腹股沟区有无突起的肿块，如有肿块，可以轻轻按压，或者平卧，肿块能自动回纳者，很可能得的是疝气，需要引起注意。

挂号科别：普通外科

治疗与保健：一般来说，治疗疝气，越早治疗越好。目前治疗疝气，还是以疝气带治疗为主；但是假如疝气已经发生了嵌顿，则需要通过手术治疗。疝气患者可以多吃补气的东西，如扁豆、山药、鸡、蛋、鱼等食物。另外，应多吃橙子、猕猴桃、苹果、葡萄等水果，多吃粗粮，这些食物都可以帮助排便，避免便秘。对于那些可使患者发生胀气、便秘的食物尽量不要吃，且过冷过热、辛辣刺激性的食物也应尽量避免。患者应戒烟戒酒，注意保暖，避免咳嗽引起腹压升高，引起疝气发作。

50．写字变得芝麻小，小心帕金森综合征

征兆：做重复性的动作时缓慢且出现运动障碍，例如字越写越小，走路越来越快，慌慌张张，吃饭容易呛着，说话声音越来越小。

大病：帕金森综合征。

致病习惯：①老年人活动少。②长期生活在有工农业污染或室内装修污染的环境中。③有家族遗传史。

都说字如其人，从字的形态、大小、风格等可以看出一个人的性格、心情，有时还可以从字来了解一个人的身体健康状况。

伍老师退休后一般待在家里，或者到家附近的公园逛逛。近几年，他觉得腿脚有些不好使了，就减少了外出的时间，待在家里也比较闷，于是他就练起了书法。一天，他用钢笔抄完一篇文章后发现文章后面写的字比前面写的字好像小了一号，他以为是自己老花眼看不清楚，也没有太在意。但这种写字小的情况后来越来越严重了，如果只是写几个字还好，但如果是写信或者写日记，写到最后，字就会越写越小，跟芝麻似的，连自己也看不清自己在写什么。伍老师还特地去检查了眼睛，换了副老花镜，但这种情况却没有改善。

又过了一段时间，伍老师发现自己做其他事的时候也出现了问

题，比如吃饭时经常嚼着嚼着就觉得嘴巴没劲，手拿筷子拿久了会不由自主地颤抖，喝水时也容易呛着，和人说话时声音好像比以前小了，于是伍老师去了大医院的耳鼻喉科接受检查。

经过详细的检查和问诊，医生怀疑他的神经系统出现了病变，于是建议他再去脑外科检查一下。经过一轮检查后，伍老师被确诊为原发性的帕金森综合征。这种病是一种神经细胞退行性病变引起的神经系统变性疾病，在中老年人群中很常见。因为脑神经逐渐出现变性，于是就影响了肢体的活动，从而造成运动障碍。伍老师写字时越写越小，就是运动障碍的表现之一。帕金森病发展下去，患者就会出现肢体震颤、麻痹，肌肉僵硬，关节屈伸不利的情况，连日常的穿衣、洗脸、刷牙等动作都会出现困难。

因为帕金森病多见于60岁以上的老年人，所以像伍老师这样的老年病人多以为那些症状都是年纪大了，手脚不好使引起的，以致耽误了治疗。据伍老师介绍，上了年纪后，因为腿脚不便，他很少运动，绝大部分时间待在家里。其实，对老年人来说，懒于运动会造成肢体灵活度下降，减弱脑部和全身的血液循环。因此，老年人最好定期做些运动，避免肌肉僵直，减小帕金森综合征的发病风险。伍老师后来去了帕金森综合征的专科求诊，医生对他的身体状况和病情评估过后，建议他采用药物治疗和康复疗法，缓减病情发展带来的一系列症状。

年龄增长、遗传、工农业污染、室内装修污染等都会引发此症，有这些患病倾向的人要定期去医院检查。

我们的日常生活习惯，例如手的动作、走路、吃饭、写字、睡眠、说话的习惯等都是长年累月形成的，如果这些习惯莫名其妙地出现改变，很有可能就预示着身体状况的改变，对于年龄较大的人士就更是如此。因此，假如一些生活习惯忽然出现了改变，就一定要多加注意了。

防治指南

自我检查：中老年人可以对照以下几点做帕金森综合征的自我排查。

1.随意抄写100字左右的文章，抄完后检查字体的大小、笔画、风格等是否一致。

2.留意平时走路、说话时的习惯，是否出现越走越慢、越说越小声的情况。

3.手掌、手腕悬空，静止，看是否马上出现不由自主的颤抖，手指呈现无意识动作。

4.对照镜子，做眨眼、大笑、皱眼眉、鼓腮的表情动作，看是否感到动作费力、迟缓。

5.走100米左右的路程，留意步距和步速，看是否出现步距越来越小，步速越来越快，呈现碎步等的“慌张步态”。

挂号科别：神经内科

治疗与保健：帕金森综合征多见于老年人，同时合并植物神经功能紊乱，并伴有消化功能减退，胃肠蠕动乏力、痉挛等，患者容易出现便秘及皮肤油脂分泌过多。在饮食上，患者应注意各类食物的配比结构。多食富含纤维素和易消化的食物，多吃新鲜蔬菜、水果，多饮水，多食含酪胺酸的食物，如瓜子、杏仁、芝麻、脱脂牛奶等，适当控制脂肪的摄入。

 51．记忆减退太明显，可能是阿尔茨海默病

征兆：记忆力明显减退，连处理熟悉的事情都有困难。

大病：阿尔茨海默病。

致病习惯：①抽烟。②生活单调。③不爱动脑筋。④不爱运动。

李大妈今年67岁，身板还算硬朗，只是这一阵子经常忘事。比如她做菜时，盐都放了两次了，还要思考着自己是不是放过盐，有时更是把白糖当作盐放下去，所以做出来的菜有时咸有时甜。有时候买菜提着篮子出了门，菜没买不说，还忘记了自己住哪里，在小区里转来转去也找不到自己的家，让家人非常担心。更麻烦的是，李大妈经常把她认为贵重的物品东放西放，找不到了就怀疑是自己的儿媳拿去了，两人经常为此而闹矛盾。

上个星期，李大妈的小区来了一个由权威专家组成的医疗队对老年人进行免费身体检查。专家通过检查发现，李大妈患了阿尔茨海默病。于是李大妈以前的各种行为都得到了合理的解释。但是到底什么是阿尔茨海默病，与李大妈同去做检查的其他人都不十分清楚。

于是专家解释给大家听，阿尔茨海默病是指中老年人在记忆思维、分析判断、空间分辨等方面发生了障碍。阿尔茨海默病在早期

最典型的表现就是记忆力明显减退。由于记忆力明显减退，患者会忘记讲过的话或者做过的事，同时其分析、判断、计算能力也会有所下降。这是因为阿尔茨海默病是由脑细胞受损害而引发的一种慢性脑部障碍性疾病。

我们知道，人体的很多功能如语速、语言、平衡、概念、数字、行动、分析、图像、音乐、绘画、空间几何、想象等都是由大脑控制的，人们的记忆中枢也主要存在于大脑的海马区。研究发现阿尔茨海默病患者海马区的体积往往会变小（也就是萎缩），当这一部分的脑细胞受损时，平时人们贮藏在里面的记忆资料便再也起不了作用了。如同计算机硬盘一旦被破坏，里面的资料就再也不能被读取出来一样。脑细胞受损范围越来越大的时候，人们忘记的事情也越来越多。同时当这种受损扩展到控制其他功能的组织或者部位时，其他相应的症状也越来越多。

日常生活中，抽烟、缺乏兴趣爱好、生活枯燥乏味、不爱动脑筋、不爱运动等不良习惯都可能使脑血管发生病变，诱发阿尔茨海默病。尽管现在阿尔茨海默病还不能被根治，但是患者可以通过吃药来控制病情。同时，虽然这主要是老人家会得的病，但是其预防可以从中年时期便开始，平时注意玩一些简单的脑部游戏，每天进行恰当的运动，多吃一些水果，这些都有助于预防阿尔茨海默病的发生。

✚ 防治指南

自我检查：我们可以通过画钟表的方法来自测是否有阿尔茨海默病。

1.画出封闭的表盘。

2.正确安置数字的位置。

3.正确写出数字。

4.画出长短不同的时针、分针和秒针。

以上4项各占1分，得分4分为正常，4分以下则有患阿尔茨海默病的可能。

挂号指南：神经内科

治疗与保健：目前治疗阿尔茨海默病最好的方法是细胞渗透修复疗法，越早治疗效果越好。理想状态下，可将阿尔茨海默病的发生或发展过程延缓5～7年。另外，中老年人平时要注意控制“三高”，适当进行户外运动，减少阿尔茨海默病的发病风险。

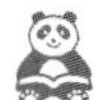

52. 腿部疼痛睡不香，警惕下肢动脉硬化

征兆：平躺时腿部剧烈酸痛，坐起缓解。

大病：闭塞性动脉硬化。

致病习惯：①抽烟喝酒。②有“三高”病史。

罗大爷今年70岁了，记不清从什么时候开始，他每走一段路就会感觉腿疼得厉害。特别是晚上，只要他平躺在床上，腿疼就会加重，有几次都痛到不行，只好坐起来。没想到一坐起来疼痛居然就缓解了，于是他就学习坐着睡觉，大半年来一直如此。

坐着睡觉怎么也没有躺着舒服，在坚持了一年后，罗大爷终于在儿子的陪同下来到医院就医。最终在血管外科医生的诊断下，他才得知自己的症状都是闭塞性动脉硬化惹的祸，是动脉粥样硬化导致血管狭窄或闭塞引起的。

具体来说，动脉粥样硬化斑块附着在动脉内壁上，当斑块不断增大时，管腔逐渐变得狭窄，影响管道通畅性，流向下肢的血流就会减少。当管腔狭窄到一定程度甚至完全堵塞时，供应下肢的血流不能满足需要，就会令下肢出现缺血，出现腿部疼痛的症状。

为什么坐起时疼痛会缓解呢？因为坐着的时候，下肢静脉回流减少，下肢缺血得到缓解，疼痛就减轻了。这样做虽然暂时缓解了疼痛，却很有可能引起下肢静脉瘀血，导致更严重的后果，例如肢体坏死。这样一来，患者的生活质量受到影响不说，甚至还可能要面临截肢。

闭塞性动脉硬化在老年人中比较常见，发病年龄多在50～70岁。抽烟、糖尿病、高血压和高血脂是下肢动脉疾病的最常见危险因素。所以治疗闭塞性动脉硬化症的首要任务是要积极治疗原发病，还要戒烟酒。

如果出现下肢疼痛，走路一瘸一拐，下肢发凉，腿部表面有破溃，则一刻也不能延误，这些都是闭塞性动脉硬化的前期症状，必须马上就医，以免耽误病情。

防治指南

自我检查：年龄在40岁以上的人，通过检测身体的柔韧性，能大概预测动脉硬化。方法是：背靠墙壁站好，保持两腿伸直，慢慢弯腰用手向前向下摸自己的脚趾，手离脚趾的距离越近，说明动脉硬化程度越轻。

挂号科别：血管外科、心内科

治疗与保健：下肢动脉硬化患者的日常保健应该注意以下几点。

1.减少对脂肪的摄取。

2.不吸烟并避免被动吸烟。

3.坚持适量的体力活动。

4.释放压抑和紧张情绪。

 53．抡抡胳膊就晕倒，注意预防盗血综合征

征兆：老人甩动胳膊就会晕倒，并伴有长期低血压。

大病：盗血综合征。

致病习惯：常吃高糖、高盐、高脂肪和腌制食品。

刘老伯是一个豪爽的东北汉子，退休之后，每天出门运动健身，日子过得好不快活。但是最近刘老伯非常郁闷，整天待在家里长吁短叹，因为家人都不让他出去走动，连锻炼身体也不可以。

究竟是什么事让刘老伯被禁止外出呢？原来，前段时间刘老伯外出走动时，只要甩一甩胳膊，就会头晕眼花，有时候还会晕倒。家里人都很担心，所以才限制他外出，还帮他找医生，当颈椎病治了很长一段时间，但以上症状并没有得到改善。

后来，一位有经验的医生发现刘老伯的左手脉搏几乎摸不到，血压明显偏低。医生安排刘老伯做了一个血管造影检查，结果显示刘老伯的左侧锁骨下动脉堵塞了，由于虹吸作用引起左侧椎动脉中的血流逆行，进入左侧锁骨下动脉的远心段，导致椎-基底动脉缺血性发作，发生头晕甚至晕倒。由于动脉中的血发生异常逆流，导致缺血，这种疾病被形象地称为“盗血”。

引起动脉闭塞的原因很多，近些年，人们的生活水平提高很

快，饮食习惯也向高脂高糖发展。尤其是在寒冷的地方，人们的饮食普遍是高盐、高糖、高脂肪，这些不良的饮食习惯是动脉闭塞的重大隐患。在我国，血栓的发病率最高的地方是东北三省。东北人的饮食口味重，腌肉、酸菜在餐桌上很普遍，这些含盐量超高的食物，都是引发血管闭塞、狭窄的罪魁祸首。为了健康，人们最好保持清淡的饮食习惯。

有些医生会把这种盗血综合征产生的晕倒症状归结于颈椎病。实际上，颈椎病引起的头晕是颈椎骨质增生或椎间盘突出，压迫周围神经和血管，使脑供血不足导致的，它是持续存在的，并不是甩胳膊才会晕。另外，颈椎病引起头晕的同时，还会使患者产生眼花、四肢麻木、脖子酸痛僵硬等症状。因此，一定要把颈椎病和盗血综合征区分开来，以免误诊。

防治指南

自我检查：老人在平时要留意有无以下症状。

1.经常感到头晕眼花、头痛。

2.走路不稳。

3.听力减退。

挂号科别：心血管介入科、心血管外科

治疗与保健：一般轻微的盗血现象，可先不用治疗。但盗血症状反复出现时，就要考虑动手术了，方式多为在血管中植入支架。目前国内支架的植入费用为植入一个约3万元，每多加一个增加1万元，整个治疗的费用为5万～7万元，一般三甲医院都可进行该项手术。

第七章

儿童和孕妇是弱势群体，更要注意防癌

早期发现大病征兆，早治疗，给孩子一个健康快乐的童年。

一个孩子的出生会给家庭带来无与伦比的快乐，孩子生病是我们每个人都不愿看到的。在长期的临床工作中，医生发现很多发生在小孩身上的大病起初的症状都很不起眼，比如新生儿便秘、背部长出色斑、走路姿势异常等，如果忽视了这些症状，很可能会错过大病的最佳治疗时间。

在这一章中，医学博士将临床上最常见的儿科重大疾病的自查方法告诉您，希望每个宝宝都能够健康快乐地长大；另外，关于怀孕妈妈的大病自查方法也在这一章中与您分享。

54. 小孩肚痛又低烧，留神肾上腺神经母细胞瘤

征兆：儿童腹痛或关节痛，发低烧，哭闹。

大病：肾上腺神经母细胞瘤。

致病习惯：①孕期接触过多化学品、烟酒等。②遗传因素。

去年，周女士生下了儿子乐乐。几个月下来，乐乐吃得欢，睡得好，长得白白胖胖，一家人都很开心。可到了8个月大时，乐乐的体重就忽然停止增长了。又过了一个月，体重竟然减轻了。更令人担忧的是，乐乐的精神一天比一天差，常常哭闹得厉害。周女士刚开始以为乐乐是营养不良，就买了许多营养品给乐乐吃，还不止一次地带乐乐到儿科医院看病，但情况仍然没有得到改善。到了第10个月，乐乐出现了腹痛，周女士害怕了，就听从医生的建议，给乐乐做了个内脏切片检查。

检查结果出来了，乐乐被诊断为第四期肾上腺神经母细胞瘤，周女士一听，犹如五雷轰顶。她不明白，自己的儿子连1岁都还没到，怎么竟然会得这一种连听都没听过的可怕的肿瘤呢？

事实上，肾上腺神经母细胞瘤并不罕见，它是一种小儿（尤其是2岁内小儿）多发的肿瘤。我们知道，人体是由胚胎细胞发育而来

的。而神经母细胞就是神经系统还没发育的胚胎细胞。人出生后，这些未发育的母细胞还会存在一段时间，正常情况下，神经母细胞会慢慢变成神经突起。但大概有百万分之十的人，神经母细胞会发生恶性癌变。

神经母细胞的癌变发生在年幼的孩子身上是很棘手的，因为孩子自己是不懂得表达的，身体有什么不舒服无法说出来。而这个病的一些常见症状，例如没有力气，没有食欲，甚至是发烧等都很容易和其他疾病混淆，很容易被当成营养不良来诊断和治疗，这样就会延误病情。得了这个病，单靠补充营养是没有效果的，因此，家长一旦发现小孩有久治不好的营养不良，就要抓紧时间去医院接受检查。

医生问周女士，她怀孕期间有没有出现一些异常情况。周女士想了想，说她在怀孕期间一直都像往常一样去工厂工作，她在一家化肥厂工作，经常会吸到一些难闻的气味。医生就说乐乐的这个病很可能在那时就埋下了祸根，周女士听完，实在后悔不迭。

防治指南

自我检查：检查儿童是否出现异常的体重下降、食欲减退、发烧等现象。如果儿童反映自己有关节疼痛，就更要引起注意了。

挂号科别：儿科

治疗与保健：肾上腺神经母细胞瘤的治疗要根据肿瘤的分级来确定。按照病情的危急程度由低到高，肾上腺神经母细胞瘤可分为低危组、中危组和高危组。低危组的治疗原则是先观察，待病情出现变化时再进行干预，治愈率通常能达到90%。中危组的治疗原则是以手术切除为主，同时辅以化学治疗。高危组一般要进行化学治疗、放射治疗、手术切除等，治愈率也比较低，在15%左右。

 55．头上一点红，防范血管瘤

征兆：出生后，婴儿额头出现形如红豆的痣，质软，边界分明，后迅速长大突起。

大病：婴儿血管瘤。

致病因素：女性在怀孕期间生活习惯不合理会增加腹内胎儿将来患发此病的风险。

小琳出生5天后，家人发现她的额头中间有一个红点，形如红豆，配上小琳清秀的五官，非常惹人喜爱。见过的人都说，小琳长的是标准的美人痣。红红的，软软的，而且长在额头正中，是命好、有福气的象征。

可谁也没有想到，3个星期之后，那颗“美人痣”越长越大，6个星期之后，居然变成了直径近4厘米的突起。远远望去，如同小琳的额头上长出了一个红色的小馒头。家人带着小琳四处求医，经过医生的诊断，大家才知道小琳得了婴儿血管瘤。

大家都很疑惑：小琳长的不是美人痣吗，怎么就成了婴儿血管瘤呢？

医生告诉小琳的父母，婴儿血管瘤是发生于血管组织的良性肿瘤，主要是由胚胎发育过程中血管发育出现了异常而导致的。婴儿

血管瘤发病隐匿且迅速，在发生的开始，患者并无痛感。有的时候婴儿血管瘤像米粒一样，摸上去软软的，边界很分明，呈红色或者紫红色，长在孩子身上，不但不丑，有的还特别漂亮。所以常常被亲人误以为那是痣或者胎记一类的东西，从而错过了治疗的最佳时间。

其实，小琳长的这种像美人痣一样的婴儿血管瘤，属于毛细血管瘤，它会随着患者的年龄增长而增大，在患者1～2岁时长到很大的程度，严重影响到病人的容貌甚至是心理状态。所以家长假如发现自己孩子身上有这样的奇怪的“痣”，一定要及时带孩子上医院接受检查。

经过手术治疗，小琳额头上的婴儿血管瘤被顺利去除了，但还是在她的额头上留下了一个小小的瘢痕，让人心生遗憾。小琳的爸妈更是后悔万分，如果早在发现小琳的额头上出现“美人痣”时，便加以重视，想必结果会好很多吧。

婴儿血管瘤是婴幼儿的常见肿瘤疾病，多数属于良性肿瘤，大多数是先天性的。随着孩子的长大，这些良性的肿瘤可能会自行消失，但是如果发现婴儿血管瘤随着孩子年龄的增长没有消失的趋势，反而出现颜色加深、瘤子变大的迹象时，父母就要及时带孩子去正规的医院进行检查和治疗。

防治指南

自我检查：婴儿血管瘤发病初期，很容易和胎记或者蚊虫叮咬相混淆，因此父母应该特别注意孩子出生时，是否有米粒大小的红色或紫色的痣，摸上去软软的，边界分明，同时注意这些瘤子是否有长大的趋势。

挂号科别：血管外科

治疗与保健：婴儿血管瘤要区分其类型，如果患儿得的是海绵型或混合型的婴儿血管瘤，家长应该引起高度重视。这两种类型的婴儿血管瘤不会自行消退，如果延误了最佳治疗时间，就会给治疗带来更大的难度，甚至会引起毁容、器官畸形之类的后遗症。所以，婴儿血管瘤一定要早发现、早治疗。

 56．头部小硬块，当心小儿横纹肌肉瘤

征兆：鼻腔生出硬物，摸上去觉得疼痛，呼吸困难，出现感觉障碍。

大病：横纹肌肉瘤。

致病因素：①细胞遗传异常。②遭受过外伤。

有一天，罗女士开车去幼儿园接儿子放学。一见到儿子，罗女士就发现他仰着头，鼻孔里塞着一小条纸巾，明显是流鼻血了。罗女士以为儿子跟别的孩子打架了，可等鼻血止住后，她忽然发现儿子的鼻孔里有一个硬硬的肉疙瘩，一按上去，儿子就嚷着说痛。孩子他爸知道了这件事，认为没什么大不了的，应该是上火，喝些凉茶就可以了。可罗女士却有不祥的预感，第二天就带儿子去医院接受检查。

到了医院，医生认为孩子需要接受细致检查，就为他做了切片。检查结果出来了，全家人都被吓了一跳，孩子竟然得了一种叫横纹肌肉瘤的疾病。

罗女士非常痛苦，就问医生自己的儿子为什么会得这种病。医生告诉罗女士，人们身体上的肌肉分为两类，一类是横纹肌，一类是平滑肌，横纹肌肉瘤就是生长在横纹肌上的恶性肿瘤。这个病的

发生很可能和遗传有关，医学上对此也认识不多。同时，医生也为罗女士的儿子进行了进一步的检查以判断肿瘤是否已经发生转移。

检查发现，孩子的肿瘤还没发生转移，接下来，医生就为孩子安排了手术，同时加以一定程度的放射治疗，力求彻底消灭肿瘤。目前，罗女士的儿子正在康复当中。

防治指南

自我检查：横纹肌肉瘤最主要的发生部位有头颈区、生殖泌尿道、后腹腔区以及上、下肢区。因此，当家长发现儿童出现眼球突出、声音改变、吞咽困难、呼吸梗阻、咳嗽及外耳道疼痛、头痛等感觉障碍时，就要检查孩子的头部相关部位（如眼眶、鼻孔、耳道、颈部等）有无出现一些摸上去较硬的突起性肿块，一旦发现肿块，就应去医院接受检查。

挂号科别：肿瘤科

治疗与保健：国际上一般将21岁以下的横纹肌肉瘤患者分成四类。第一类的肿瘤限于肌肉或器官，未侵犯淋巴，通过外科手术就能切除。第二类的肿瘤虽可切除但仍有显微肿瘤细胞残存，局部淋巴结虽有侵犯但仍可予以切除。第三类是无法完全切除的局部肿瘤。第四类是肿瘤已经发生了远端转移。其中，第一类和第二类的患者预后良好，五年存活率可以达到85%及88%，第三类就只能达到66%，最后一类只有26%。

要注意的是，横纹肌肉瘤患儿在接受手术后仍可能会出现很多并发症，家长应该对此引起重视，不能掉以轻心。

57. 孩子头痛和呕吐，松果体母细胞瘤要重视

征兆：小儿无故出现头痛、呕吐。

大病：松果体母细胞瘤。

致病因素：①遗传因素。②环境污染。③空间电磁波密度增加。

张师傅有个5岁的女儿红红。大概从去年年初开始，红红就喊起了头痛，隔一段时间还会呕吐。张师傅工作较忙碌，他看见女儿有呕吐，还以为只是一般的肠胃病，就没带孩子去大医院检查。可是，红红吃了三四个月肠胃药后症状并不见好转，反而瘦了很多。张师傅有些急了，决定带红红去大医院检查。

医生问清了红红的症状后就很是生气，责怪张师傅不该现在才带孩子来检查，然后连忙安排红红去做磁共振、脑电图和动态心电图检查。检查结果显示红红的脑部松果体里长了肿瘤，肿瘤直接压迫到附近的神经，引发疼痛。这种压迫有时还会引起强烈的腹痛以及呕吐。

松果体是位于人们头顶中央深处大约豌豆大小的内分泌器官，主要分泌褪黑素。松果体一般不会出现太多病变，但一旦由于遗传、环境、电磁等因素的刺激而引发肿瘤就会非常危险。

张师傅怎么也没想到自己的女儿居然会得这么严重的病，为自己之前的疏忽懊悔不已。医生告诉张师傅，现在只有先给孩子动手术，摘除肿瘤。医生很快为红红安排了手术，成功摘除肿瘤后，红红就出院回家了。

可是好景不长，3个月之后，红红又出现了没有食欲、反应迟钝的现象。张师傅只好再带孩子去医院做了头部磁共振成像检查，出来的结果是肿瘤复发了，瘤体比之前的还大，已经向第三脑室发展，另外，在右侧桥小脑角和右顶硬膜也出现了肿瘤。

医生告诉张师傅，肿瘤已经发生了远处转移，就算动手术也没有意义了。目前只能做姑息性治疗，不切除肿瘤，单纯做颅减压术或脑脊液分流术以减缓颅内压的增高，同时辅以放射治疗。

防治指南

自我检查：检查儿童是否有持续性的头痛或者时常出现呕吐。有部分松果体母细胞瘤患儿只是表现为头晕，而没有头痛。在以上情况下，家长都最好及早带儿童到医院接受检查。

挂号科别：神经科、肿瘤科

治疗与保健：一般情况下，儿童脑部肿瘤的恶性程度较高。像松果体母细胞瘤这一类肿瘤，对一般的放射治疗不是很敏感，一般都是通过手术的方式进行切除，然后才辅以放射治疗。几十年前，这个病的手术死亡率非常高，达到30%～70%，病残率为65%。随着显微外科手术技术的应用，手术死亡率和病残率目前已下降到5%～10%，疗效明显改善。术后几年，应定期到医院进行核磁共振检查，以防复发。

 58．新生儿便秘，小心得了巨结肠

征兆：新生儿出生后24小时内没有排出胎便或出生超过2天才排出稀质的胎便。

大病：新生儿巨结肠。

致病因素：①女性在怀孕期间生活习惯不合理。②有家族遗传史。

便秘是一种很常见的疾病，对大人来说，便秘一两天可能问题还不大，但对于新生儿来说，即使便秘只超过一天，那都不是小问题了。

军军出生时白白胖胖的，能吃能睡，全家人都很欢喜。可过了2天，军军的奶奶想起孙子还没有排过胎便，老人家经历的事比较多，觉得小孩子的事大意不得，于是就赶紧带孩子去了医院。

医生检查过后，发现军军患有先天性巨结肠，他的直肠和乙状结肠都有正常婴儿的两倍粗，这导致他的肠道无法蠕动，所以军军的胎便都堆积在肠道，无法排出。

先天性巨结肠是新生儿外科最常见的消化道畸形病变，最明显的表现就是便秘、无胎便，有的患儿持续数天无法正常排便。肠道内的大便堆积以及肠道的不蠕动，容易造成肠炎、肠梗阻，也会

影响新生儿进食，导致其体内水、电解质的紊乱。病情严重时还会引发肠穿孔、败血症、腹膜炎等。还好军军的家人能够及时发现异常，在医生实施了手术，切除军军体内病变的肠管后，军军的排便总算恢复了正常。

新生儿先天性巨结肠的病因，一般在胎儿期就已经形成了，很难预防。一般来说，新生儿在出生12小时内就会排出胎便，如果超过24小时还没有排便，或出生超过2天还在排出稀质胎便，很可能就是巨结肠症或其他肠道方面的问题引起的，家长应尽快带孩子去医院检查。

防治指南

自我检查：新生儿出生后，注意其24小时内是不是没有排便，或48小时后才拉出稀质的大便。患儿往往伴有腹部胀大、烦躁、哭闹不休，或有发热的情况。

挂号科别：儿科、小儿外科

治疗与保健：新生儿巨结肠一经确诊，就必须尽快采取手术治疗，否则对患儿身体影响很大。大部分患儿经手术治疗预后较好，可在短时间内恢复排便，腹胀消失，体重增长；少数患儿恢复较慢，需要1～2个月才能完全恢复。

59．孩子走路老摔跤，留意斜视的可能

征兆：儿童走路总跌跤，常歪着头、斜着眼睛看东西。

大病：斜视性弱视。

致病因素：婴儿出生的5年内，受到外界刺激而产生的一些症状，例如发烧、惊吓、外伤等，容易造成其视功能的减退，使其产生斜视。

孩子走路会摔跤，别以为这一定是腿部异常引起的，也有可能是眼睛的问题造成的。

赵先生的女儿娜娜长得漂亮可爱，大家都很喜欢她。可是赵先生发现，女儿长到2岁多时，经常歪着头、斜着眼睛看人，而且走路时经常摔跤。他以为孩子刚学走路，摔跤很正常，等孩子长大些就好了。但到了3岁多，女儿还是经常摔跤，都不愿意到外面玩了。娜娜的表现让赵先生很担心，于是他带着女儿到医院眼科中心就诊。检查后发现，孩子患了斜视，并且双眼有将近500度的弱视和散光，这让赵先生吓了一跳。在患有斜弱视和散光的孩子眼里，路面是凹凸不平的，难怪娜娜走路经常会摔跤了。

患弱视儿童一般有斜视或曾经有过斜视，比较常见的是内斜视。当患者的一只眼有斜视，他看东西时，其视觉方向会发生偏

差，这样便会与另一只正常眼睛在视网膜上产生的影像出现不同，以至于信息传入大脑后无法产生一个完整清晰的物像，结果患者看东西时就会特别费力，甚至出现双影的效果。有时候，我们可以见到，这些患者为了看清楚东西，经常眯着眼或者是用力地去擦眼睛。为了克服这些情况，大脑中主管视力的脑区就主动去抑制斜视眼传入的视觉冲动。由于功能被长期抑制，斜视眼不能发挥其正常的功能，视觉的正常发育受到影响，就会发展成弱视。

斜视一方面会造成弱视，另一方面，由于双眼不是一起看东西，看到的东西没有立体感，患者的判断力会受到影响，将不能从事一些对视力要求较高的工作，如驾驶、测绘等。

斜视和弱视是儿童常见的眼科疾病，不仅对儿童的视力危害很大，给患儿的生活也带来诸多不便，而且还常常影响他们的心理健康。所以父母应及早发现孩子的病情，并积极地带孩子去专业医院进行治疗。斜视和弱视的最佳治疗年龄是7岁以前，超过14岁治疗起来就十分麻烦了。患儿年纪越小，治疗的成功率就越高。

防治指南

自我检查：让孩子在光线较暗的房间站好，看着前方，家长站在距孩子的双眼大约50厘米的正前方，用小手电筒照射孩子双眼。如果光点同时落在孩子的瞳孔中央，说明孩子没有斜视，或者为假性斜视；如果光点一个落在瞳孔中央，另一个落在瞳孔的内侧或外侧，说明孩子有斜视的可能，应及时带孩子去医院诊治。

挂号科别：眼科

治疗与保健：患儿一旦被确诊为斜视和弱视，就要立刻接受治疗，千万不能延误。有研究表明，斜视矫正手术进行得越早，预后就越好；反之，患儿视力恢复就越困难。外斜视患者恢复视力的机会较大；而对于内斜视患者，应尽量在5岁前接受手术矫正，否则双眼视觉功能将很难恢复。

60．孩子不怕挠痒痒，警惕脊柱断裂

征兆：小儿感觉减退，学会走路迟、走路姿势异常，出生时后背有包块、血管痣、皮肤凹陷和多毛现象。

大病：先天性脊椎裂、脊椎内肿瘤。

致病因素：先天性的脊椎裂一般和胎儿脊椎发育异常有关。婴儿出生后，由于脊椎发育尚未完善，外界的不良因素刺激会导致其脊椎裂。

和孩子玩耍时，很多人都喜欢通过“挠痒痒”来逗孩子笑。“挠痒痒”虽然只是一种玩笑，但如果挠的时候，孩子一点都不笑，也不觉得痒，那家长可就要注意了，这可能是孩子的神经或脊柱方面出现问题的征兆。

小阳阳出生没多久时，他的爸爸就发现，如果挠阳阳的小脚丫，他一点都不觉得痒，也不会笑。阳阳爸爸以为孩子不怕痒，也就没当回事。但阳阳到了3岁时，还不怎么会走路，走的时候就好像是一只脚拖着另一只跛脚走的样子。眼看着比阳阳晚出生的孩子都已经会跑会跳了，阳阳爸爸觉得不对劲，就带阳阳去医院做了检查。

医生检查了阳阳的双脚，又让阳阳走几步来看，发现阳阳走路的时候不光是跛行，而且头是往一边歪的，下肢出现病理性反射，

而上肢则是正常的。于是医生推断，阳阳颈胸段的脊柱出现了病变。

经过拍片检查，阳阳被确诊为先天性脊柱裂，并伴有脊髓脊膜膨出，因为膨出的部分压迫到神经，所以阳阳出现感觉缺失和步态异常。而且阳阳还有脊柱侧弯和轻微脑积水，如果不及时接受治疗，后果将非常严重。万幸的是，阳阳的病发现得尚早，手术治疗进行得很顺利，现在，阳阳正在逐步康复当中。

先天性脊柱裂的患儿除了会表现出感觉异常、步态异常等，还有其他重要的征兆，例如相当一部分患儿在出生时后背部会有包块、血管痣、皮肤凹陷和多毛的表现，这都可能是椎管内的脊柱和脊髓先天畸形的表现。而当患儿出现感觉异常、学会走路迟、走路姿势异常的情况，就更加要及时就医了。

✚ 防治指南

自我检查：留意观察孩子是否有以下情况。

1.在婴儿期时背部出现包块、按压可褪色的不规则暗红色血管痣或是其他皮肤凹陷。

2.在幼儿期比同龄人学步迟，走路姿势异常，下肢感觉减退（如不怕痒、不怕冷热）等。

挂号科别：儿科、骨外科、神经外科

治疗与保健：如果查明是先天性脊椎裂，患儿一般可在一岁半后接受手术治疗，也有些病例需在1～3月龄内进行手术。如果患儿在出生时双脚已经完全瘫痪，大小便失禁，或是伴有明显的脑积水和脊膜膨出现象，就可能无法接受手术治疗了，因为强行手术会有加重症状的危险。

61．黄种人长蓝眼睛，留神是不是青光眼

征兆：婴儿刚出生时双眼呈蓝色，继而变成白色。

大病：先天性青光眼。

致病因素：此病主要是由于胚胎先天发育异常造成的。

有时候，夫妻都是普通的中国人，却生出长了一双“蓝眼睛”的孩子。这时候先别高兴，因为这孩子很有可能是得了先天性青光眼。

小张夫妇就是这种情况。孩子刚出生时，眼睛蓝蓝的，很可爱。可不出2个月，宝宝的右眼珠子全部变白了。一家人惊慌失措，赶紧带孩子去医院检查。医生诊断宝宝得的是婴幼儿型先天性青光眼，但是宝宝还太小，不适合做手术。此后的3个月，为了孩子的眼病，小张夫妻俩到处奔波，给孩子找医生。

胚胎在发育过程中，如果眼前房角出现异常，就不能或很难排出房水，引起眼压升高，导致视神经的血液供应不良，神经纤维逐渐死亡，形成青光眼。

为什么患先天性青光眼的婴儿眼睛会变蓝呢？人的眼睛中有块蓝色的组织，叫作巩膜。青光眼会令眼压升高，这时候巩膜就会变薄，令眼睛看上去像是蓝色的了。

青光眼还会造成眼睛内出现浑浊物。正常的眼球，当光线进入

后，都会被吸收掉，没有光线再反射出来，所以瞳孔看上去是呈黑色的。但当眼球内有浑浊物时，瞳孔区就会反射出白光。其他人看上去，就像是眼珠子变白了。所以小孩的瞳孔变白，家长一定要重视，这也有可能是青光眼的征兆。

先天性青光眼的症状还包括有黑眼珠很大、角膜水肿、怕光、流泪等。所以一岁以内的婴儿如果有这些症状的话，家长一定要赶快将其带到眼科医院接受检查。

防治指南

自我检查：如果发现婴幼儿有瞳孔发蓝、瞳仁比正常婴幼儿大、眼睛有畏光和流眼泪的情况等，要警惕先天性青光眼的可能。

挂号科别：眼科

治疗与保健：先天性青光眼既有可能在出生后不久出现，也有可能3岁以后才出现。如果确定患儿得的是先天性青光眼的话，应当及早接受手术治疗。先天性青光眼的治疗很少使用药物，因为药物治疗先天性青光眼效果欠佳，且大部分抗青光眼药还缺乏安全的实验数据。

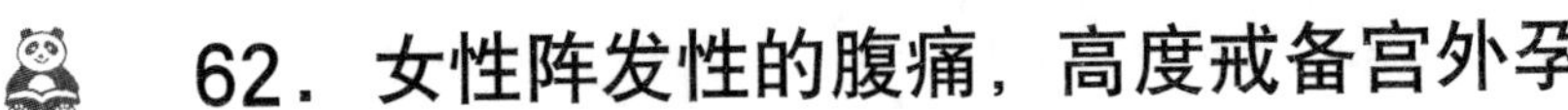

62. 女性阵发性的腹痛，高度戒备宫外孕

征兆：育龄期妇女出现不明原因停经，腹部阵发性疼痛，阴道渗出深褐色的血液。

大病：宫外孕。

致病习惯：①忽视避孕。②有人工流产史。

今年27岁的宋小姐，长年月经不调，婚后几年一直没有怀孕。夫妻俩在要孩子这件事上比较随意，所以也没太放在心上。一天上午，宋小姐觉得左侧腹部一阵阵的疼痛，断断续续持续了有2小时，她以为是吃坏肚子了，就叫同事扶着上卫生间。可是过了好一会儿她都没出来，同事不放心，去厕所一看，宋小姐已经昏倒在地。大家急忙将宋小姐送去医院。经过一番检查，医生诊断她为宫外孕，腹腔穿刺检查证实她为输卵管妊娠破裂。

宫外孕就是异位妊娠，是妇科常见急腹症之一，如诊断不及时、不积极处理，很可能会危及生命。正常妊娠时，受精卵着床于子宫体腔内膜。在某些异常情况下，受精卵在迁移的过程中没有到达子宫，直接在输卵管、卵巢、腹腔及宫颈等处着床，称为异位妊娠，其中绝大多数是输卵管妊娠。

腹痛是宫外孕最主要的症状。输卵管妊娠后，由于输卵管膨大、破裂，加上血液刺激腹膜，患者会感觉腹痛，通常在妊娠40天左右时腹痛的感觉最明显。另外，输卵管管壁薄，内壁的黏膜及黏膜下的组织也很薄弱或不完整，孕卵发育到一定阶段，就会引起输卵管妊娠流产而发生内出血。但输卵管处的肌肉很难有效地止血，这时患者就会因为大出血而晕厥休克，相当危险。

宫外孕原因复杂，比如输卵管发育不良或其他病变等，早期症状也比较隐匿，容易被漏诊或误诊，增加了疾病的潜在危险性。要做好预防，就要积极治疗月经不调及其他妇科疾病，做好孕前检查。

据统计，近年宫外孕的发生率比以前增加了4～6倍，这主要与人工流产病例增加有关。因为人工流产可能导致子宫内创，下一胚胎比较难在子宫内着床。因此，没有计划要孩子的夫妻，应该做好避孕措施，避免意外的发生。月经正常、有性生活的女性，如果出现停经后腹痛、阴道流血等症状，也要警惕宫外孕的可能，立即就医。

防治指南

自我检查：有性生活的女性，平时可细心观察自己的身体状况，警惕宫外孕。

1.下腹一侧有撕裂样或阵发性疼痛，并伴有恶心呕吐。

2.有6周左右停经史，用试纸进行妊娠试验时结果为阳性。

3.阴道非经期出血，多为点滴状、深褐色、量少，不超过月经量。

4.头晕、面色苍白、血压下降、冷汗淋漓，有发生晕厥的感觉。

挂号科别：妇科

治疗与保健：宫外孕患者一般不会自然流产，因此被查出宫外孕后一定要积极配合医生进行治疗，千万不要抱侥幸心理。宫外孕的治疗有多种选择，包括腹腔镜手术、药物疗法、开腹手术等，要根据患者对生育的要求和宫外孕的大小、位置以及自身身体状况而定。

 63. 奶水太多止不住，小心脑垂体病变

征兆：哺乳期妇女停止哺乳两星期后仍有乳汁分泌，乳腺无其他异常情况。

大病：催乳素细胞腺瘤致脑垂体病变。

致病因素：育龄期妇女易患此病。

不少年轻妈妈都担心自己奶水不够，孩子吃不饱，但有时候奶水太多也是个问题，而且如果在孩子断奶后，奶水仍然不能停止分泌，这时候就要多留神，注意身体是否出现了问题。

杨小姐在去年“荣升”为妈妈，为了给孩子提供足够的母乳，她很注重补充营养，一直给孩子喂奶喂到9个月才断奶。正常情况下，只要停止哺乳超过一两个星期，乳母就会回乳，但杨小姐的奶水却一直持续了3个月，这让她很担心。

杨小姐听人说，如果乳腺出现问题就会导致这样的情况，于是就去医院接受了乳腺检查，却没发现异常。了解了她的具体情况，医生建议她去检查内分泌。检查结果显示，杨小姐的泌乳素高于正常值，初步诊断为内分泌异常。医生又让她做磁共振检查，没想到这一检查竟发现杨小姐的脑垂体长了一个腺瘤，正是这个腺瘤，导致她的脑垂体分泌了过多的泌乳素，从而出现了泌乳无法停止的情况。

因为杨小姐的脑垂体腺瘤还比较小，经过评估后，医生认为她可以采取药物疗法，暂时不需要手术治疗。不过一定要严格按照医嘱服药，并且定期检查，万一出现腺瘤增大的情况，就得用手术切除。

脑垂体是人体最重要的内分泌腺，分泌多种激素，脑垂体分泌的激素量是否正常对人体有很大影响。如果脑垂体长了瘤，身体的症状是很明显的。像杨小姐的这种溢乳过量的表现，是催乳素细胞腺瘤导致的。这种瘤的发病机制目前还不清楚，临床上，育龄妇女催乳素细胞腺瘤的发病率最高，高危人群要格外注意。另外，比较常见的还有生长激素细胞腺瘤，这种腺瘤通常会造成巨人症和身体二次发育。还有一种促肾上腺皮质激素细胞腺瘤，它的征兆为向心性肥胖、满月脸、水牛背、腹部大腿部有紫纹等等。患者一旦发现自己身上有这些情况，就应立刻去医院接受检查。

✚ 防治指南

自我检查：此病男女都会患上。女性可重点关注自己有无异常闭经、溢乳、腋毛脱落、皮下脂肪增多、乏力疲倦、性功能减退等症状；男性可自行检查是否有性欲减退、阳痿、乳腺增生、胡须脱落、生殖器萎缩等情况。

挂号科别：神经外科、内分泌科

治疗与保健：脑垂体腺瘤一般为良性肿瘤，患者只要全力配合医生，康复的机会很大。要确诊脑垂体腺瘤，一般要通过脑垂体磁共振和内分泌检查。前者包括动态增强扫描，后者包括脑垂体激素六项、甲状腺功能五项，在一般的三级甲等医院都可进行这些检查。

第八章

有家族病史，注意防范，大病就会躲着你

得了家族病，懂得自查方法就能早治早好，远离危险。

有些家族遗传病，比如先天视网膜色素变性、地中海贫血、脑肿瘤等在早期都有很典型的征兆，早发现，早治疗，就能把疾病的危害降到最低。虽然我们无法选择自己的基因，但是可以储备足够的疾病预防知识，万一疾病来了，就能做到心中有数。

在本章中，医学博士整理了多年的临床病例，告诉您家族病的一些自查方法。

64. 脚底长出“美人痣”，小心恶性黑色素瘤

征兆：脚底、手掌等易摩擦部位长出黑色素痣，随后黑色素痣变大、溃烂，或伴有反复出血。

大病：黑色素瘤。

致病习惯：①反复摩擦黑色素痣。②有家族遗传史。

说起痣这种东西，我们每个人身上都有，但说它隐含着什么大病，估计信的人不多。

朱女士今年43岁，她的右手手掌一直有一颗痣，黑色的，不痛不痒。去年，她发现那颗痣大了一些，但没有放在心上。

两个月前，出乎意料的事发生了，朱女士手掌的这颗痣居然开始溃烂，而且反复出血，影响到日常生活和工作。去医院看病，医生对朱女士的这颗痣施行了局部切除，送病理检查后发现，朱女士得的竟然是恶性黑色素瘤。朱女士惊呆了，这不就是一颗普通的黑色素痣吗，怎么就成了恶性肿瘤了？

朱女士手掌上的这颗“黑痣”，其实是黑色素瘤，是由异常黑色素细胞过度增生引发的常见皮肤肿瘤，在病变之前，它就是一颗普通的黑色素痣，很容易被忽视。当黑色素痣发生大小改变，颜色

变红、变蓝、变白，表面特征改变，质地形状改变时，就意味着黑色素痣的性质可能发生了改变，一定要引起高度的注意。大多数恶性黑色素瘤的发生，是由于黑色素痣受到反复摩擦而引起的，而不恰当的挖除和施药，也会让良性黑色素痣转化成恶性黑色素瘤。根据一些资料显示，约八成的恶性黑色素瘤来自良性痣。

黑色素瘤的发生和家族遗传有一定的关系。在有该病家族史的人群中其发病概率比无家族史者高1.7倍。有家族史者占整个恶性黑色素瘤患者的11%左右，其性别分布与散发病例无区别，但发病年龄比散发者提早10年左右。

黑色素瘤在欧美白种人中是一种常见的肿瘤，在所有恶性肿瘤中的发病率排名第五，在中国及亚洲国家发病率比较低，所以很多人对此了解不多。但近年我国的黑色素瘤发病率有增高的趋势，前一阵，某著名影星患上黑色素瘤的相关新闻，还有影视剧中的相关情节，也令人们对这个病越发关注。

大部分黑色素瘤是从黑色素痣恶变而来的，有些容易发生摩擦的部位，如面部、手掌、足底、腰部等生出的黑色素痣，发生恶变的概率更高。恶性黑色素瘤扩散很迅速，所以是一种非常危险的疾病，有时候在几个月内便会危及患者的生命。

话说回来，如果黑色素瘤的病损部位在很浅表的地方，治愈率还是非常高的。所以只要人们对于黑色素痣有足够的警惕，及早发现异常，及早就医，就能有效避免黑色素瘤对健康的威胁了。至于说到预防，最重要的一条就是避免过度日晒。有研究证明，过度日晒容易诱发黑色素瘤。

防治指南

自我检查：借助良好的光照和放大镜，我们可以对自身的黑色素痣进行检查。要注意其颜色，多数恶性黑色素瘤有棕、黑、红、白或蓝混杂不匀。遇黑色素痣出现颜色改变、表面不光滑、常粗糙而伴有鳞形或片状脱屑、有时有渗液或渗血等情况发生时，我们就应警惕黑色素瘤发生的可能性。

挂号科别：皮肤科

治疗与保健：通过活组织检查测定出黑色素瘤的性质后，医生会对小病灶患者行全切术，对大病灶者争取全切，并做植皮手术。对难以根治的黑色素瘤，则会进行免疫治疗或冷冻治疗，争取局部控制后再通过手术治疗。

 65．嗅觉失灵太奇怪，可能是得了脑肿瘤

征兆：嗅觉减退，但无感冒症状，常头痛，清晨尤剧。

大病：脑肿瘤。

致病习惯：①有遗传史。②生活作息习惯长期不规律。

闻不到气味看起来不是什么大事，却会对我们的生活带来很多不便，有时还可能是某些大病的先兆。

自从孙子出生后，陈婆婆就一直帮儿子、儿媳带孩子、做家务，忙得不亦乐乎。但最近她却烦恼起来，她的嗅觉突然失灵了。孙子大便的时候，她闻不到臭味，就忘了给孩子换尿布；做饭的时候，因为闻不到气味，饭烧焦了她也没发现；还有一次，她家的煤气炉火灭了，她也没闻到煤气味，差点引发意外。于是陈婆婆觉得，自己有必要去治一下鼻子了。

医生给陈婆婆检查了鼻腔，发现没有什么东西堵住，陈婆婆也说自己最近没有感冒，倒是她经常会感到头痛。为了保险起见，医生就建议她接受CT检查。结果发现，陈婆婆的脑部嗅沟处长了一个手指头大小的瘤，正是这个肿瘤压迫了她的嗅神经和脑神经，引起嗅觉异常和头痛。

医生告诉陈婆婆，不健康的生活作息习惯、孤僻性格、手机辐

射、肿瘤家族史等因素都与脑肿瘤的发生有关。陈婆婆想到自己的父亲在60多岁时也曾患过脑肿瘤，那么自己患上此病应该也是和遗传有关了。

知道了病因后，陈婆婆接受了手术治疗，把肿瘤切除了，嗅觉也逐渐恢复了正常。但接下来很长的时间，陈婆婆都要定期到医院检查，预防肿瘤复发。

脑部的肿瘤很多时候都会压迫脑部的神经或血管，从而对人体产生各种影响，有的会影响视觉，有的会影响听觉，也有的会影响嗅觉。因此当我们出现一些感觉上的异常，而感觉的器官却没有出现病变时，就很可能是脑神经出现了问题。这时如果还伴有持续性的头痛、头晕、胸闷、恶心、呕吐的情况，就更要注意了。

防治指南

自我检查：对照以下几点，就可以做脑肿瘤的自我排查。

1.出现视力减退、嗅觉减退、听力减退等感觉异常情况。

2.清晨经常头痛。

3.偶尔出现喷射状的莫名呕吐。

4.有过度兴奋、莫名抑郁、烦躁等精神异常情况。

5.出现一侧眼球向前突出、眼睑很难闭合的情况。

6.出现单侧耳聋、耳鸣，但无外伤或中耳炎病史。

7.出现半身不遂、半身无力或偏瘫、肢体失调。

8.突然出现肢端肥大。

9.家族中有人曾患过脑肿瘤。

挂号科别：耳鼻喉科、神经外科、头颈外科

治疗与保健：治疗脑瘤，一般以手术切除为主，手术治疗可明显减轻患者症状。术后患者不要服用过于滋补的食物，以免引起血液黏稠，令颅内压升高。

66．肿块会跳要警惕，也许是动脉瘤

征兆：腹部出现会跳动的肿块，腹痛，疼痛常常放射至背部。

大病：腹部主动脉瘤。

致病习惯：①有家族遗传史。②平时饮食营养过剩。③肥胖、有“三高”病史。

腹痛常让人想到肠胃方面的疾病，但有一种腹痛却可能无关肠胃病，而是腹部主动脉瘤的先兆。

董先生50多岁时曾经检查出有慢性胃炎，时不时都有胃痛、胃胀的情况。后来经过中药调理，他胃痛的毛病已经好了很多。但自从去年开始，董先生觉得胃痛的老毛病又犯了，而且好像比以前加重了，痛的时候连背部都有牵连。

两个月前，他在洗澡时摸到左腹部有一个肿块，好像还会跳动。这一下，董先生感到害怕了，就向以前给他看过病的消化科医生咨询。医生给他检查之后，建议他最好做一次腹部CT检查。检查结果发现，董先生的腹腔内长了一个主动脉瘤。

董先生想不明白，自己不是胃痛吗，怎么变成了肿瘤？医生对他说，腹部主动脉瘤和他的肠胃病并没有直接的关系，但和他的动脉粥样硬化就有关系了。原来董先生有多年的高血压病史，但因为症状不明显，所以他也没放在心上。结果因为长期的高血压导致动脉出现粥样硬化，粥样斑块侵蚀主动脉壁，破坏了血管中层，使主动脉的血供出现了异常，血流冲击血管中层，使得血管某部分积血、膨出，形成一个动脉瘤。

像我们前面讲过的很多肿瘤病一样，腹部主动脉瘤在生长期间，也会压迫到腹腔内的其他器官和神经，使患者出现持续的腹部疼痛，这种疼痛往往会放射到背部。如果疼痛剧烈，并且向背部、骨盆、下腹部等地方扩展，都是腹部主动脉瘤破裂的征兆。主动脉瘤一旦破裂，往往会对患者的生命造成威胁，可以说是一个长在人体内的“定时炸弹”。得了主动脉瘤，患者一定要动手术。

主动脉瘤多由动脉粥样硬化引起，男性患者大大多于女性患者，有高血压史、家族遗传史或者肥胖的人更容易患主动脉瘤。由于主动脉瘤是血管方面的疾病，所以平时饮食结构不合理，营养摄入过多，会使脂质沉积在动脉壁内，使血管变窄、硬化，增加患病的风险。

50岁以上的中老年人应该多留意身体的变化，及时发现大病的先兆。主动脉瘤如果处于胸腔，往往会出现面部、颈部和肩部静脉怒张的情形和咳嗽、气急、吞咽困难、声嘶等症状。胸主动脉瘤常会引起胸腔疼痛，疼痛突然加剧时就可能是主动脉瘤破裂。腹部主动脉瘤早期症状不明显，腹部有搏动性肿块是比较明显的征兆。同时腹部主动脉瘤会引起持续性的腹痛，但无呕吐、腹泻等肠胃炎常见的症状，我们可以据此把腹部主动脉瘤和消化系统常见病区别开来。

防治指南

自我检查：如果患有腹部主动脉瘤，平躺时很容易就能在肚脐至下腹之间摸到搏动性的肿块；胸主动脉瘤的搏动性肿块比较难摸到，但部分患者可以看见前胸或背部突出的搏动性肿块。当患者在胸腔、腹腔触及搏动性肿块，并有持续的腹痛、胸痛及其他症状时，应尽快去医院检查；疼痛突然加剧时，更应该尽快送医院，争取充足的救治时间。

挂号科别：血管外科

治疗与保健：主动脉瘤一般采取手术治疗，但手术不可避免地存在一定的风险性。如患者年龄较大，或伴有其他心血管疾病，则会令手术风险增大。

67．得了骨肿瘤，后背被压成一张“弓”

征兆：肩膀一高一低，脊柱长期侧弯，伴有咳嗽、瘦弱、不明原因发热。

大病：骨肿瘤。

致病因素：①受过放射性辐射。②青少年时期受过外伤。

17岁的婷婷正处于一生中最美好的年华，可父母发现她平时站没站相、坐没坐姿，走路肩膀也不平衡，总是一高一低的，而且平时身体还很差，经常咳嗽和发烧。妈妈看着着急，就带婷婷到医院检查。结果，婷婷被诊断为脊柱侧弯，接受了矫正治疗。后来婷婷每年都会到医院复查。最近一次检查，医生发现婷婷的髂骨里长了肿瘤，足足有鹅蛋那么大，并且已经发生恶变。

很多家长以为肩膀一高一低只是一种习惯问题。当然，大部分的姿势不良，确实是由于习惯引起的，只是单纯的骨骼发育不良。我们只要养成良好习惯，或者接受规范的矫正治疗，就可以复原。但是如果在以上症状的基础上还伴随了咳嗽、发烧等症状，那就要引起注意了。这很可能是隐藏的重大疾病引起了全身机能的异常反应，单靠矫正是没有效果的，例如婷婷的情况，就是由骨肿瘤导致的。

骨肿瘤是一种很危险的肿瘤，它往往隐藏得很深。骨肿瘤患者中，良性肿瘤和恶性肿瘤的比例差不多。但即使肿瘤是良性的，也很可能发生恶变。更可怕的是，恶性骨肿瘤还是最容易发生转移的，就算患者接受了治疗，预后也不是十分理想。因此我们对于骨肿瘤，一定要做到及早发现、及早治疗。

骨肿瘤的早期发现并不是件简单的事。一般我们认为骨肿瘤有几大主要症状，比如骨关节的疼痛、骨关节的肿块和肢体功能障碍。但很多时候，骨肿瘤的患者往往要等到肿瘤严重破坏骨质，引起骨折，才会上医院看病，而这时治疗的最佳时机已经错失了。

为了预防骨肿瘤，我们应该加强体育锻炼，增强体质和免疫力，预防病毒感染。一些放射性辐射能避免则避免，平时谨防受到外伤。平时要对身体的小变化保持警觉，某些小小的变化也可能是肿瘤发出的信号，定期体检能够将疾病控制于萌芽状态。

另外，骨肿瘤的种类比较多，比如恶性骨肿瘤中最常见的就有骨肉瘤、软骨肉瘤、纤维肉瘤等，其中很多都与遗传因素相关。2/3的原发性骨肿瘤患者的发病年龄在10～20岁，医学研究认为这与这一时期骨生长较快，人体容易受到致病因素的刺激有关，其中就包括遗传因素的刺激。而30岁之后发病的骨肿瘤患者的主要发病原因则是其他脏器的肿瘤发生远端转移。所以有这类疾病家族遗传史的人要对此引起注意。

✚ 防治指南

自我检查：留意自己是否出现以下症状。

1.在没有受到外伤或只受轻微外伤的情况下，明显感到骨关节疼痛，特别是晚上，服用止痛药也无法缓解。

2.观察并触摸四肢关节，感觉有无肿物。如果肿物临近关节，在活动时可能感觉疼痛或受到阻碍。

3.观察皮肤，如果发现皮下浅静脉胀大饱满，该处皮肤摸起来发热，可能是因为此处有带丰富血管的肿瘤。

如果有以上状况，即使表现得比较轻微，也最好到医院接受进一步检查。

挂号科别：骨肿瘤科

治疗与保健：良性骨肿瘤的治疗手法，主要是局部刮除植骨，或者是切除，如果清除得比较彻底，预后一般都比较好。而治疗恶性骨肿瘤，手术切除是主要手段，截肢、关节离断是最常用的方法。但是，随着化学治疗技术的发展，采取保留肢体的手术，也是可行的。

 68．耳鸣不断听不清，要怀疑听神经瘤

征兆：长期存在的耳鸣突然消失，继而出现听力下降、头痛、头晕。

大病：听神经瘤。

致病因素：此病主要是由遗传因素导致的。

耳鸣是中老年人的常见病，耳鸣患者常常会因为听觉异常而导致失眠、听力下降，但长时间的耳鸣如果突然消失，未必是好事，反而很可能是某些大病的先兆。

今年40多岁的王先生，两年前被诊断出神经性耳鸣，经常都会听到耳边有像蝉、蚊子等昆虫的叫声，这对他的睡眠和听力都造成了一些影响。不过时间久了，王先生也习惯了，就没有太在意。

最近几个月，王先生的耳鸣突然消失了，但随之而来的则是听力迅速下降，别人在他耳边说话，他也听不清了。一个月前他还出现了头痛的现象，刚开始王先生靠服用止痛药止痛，但后来止痛药也不管用了，失眠情况也越来越严重。这时他才意识到自己要去医院看病。

在进行了磁共振检查和CT检查后，医生发现王先生的脑部长了一个直径2.6厘米的听神经瘤。这是一种常见的颅内良性肿瘤，随着

肿瘤的增大，颅内压会逐渐升高，引起头痛、头晕。听神经位于脑干附近，所以患听神经瘤的人如果不及时治疗，等到肿瘤压迫到脑干就会有生命危险。

耳鸣在临床上是很常见的症状，引起耳鸣的病因有很多种，例如中耳炎、噪声性听力损失、老年性听力损失、血管病变、听神经瘤、脑肿瘤等。王先生的耳鸣就是听神经瘤引起的，这类患者的耳鸣现象通常持续时间很长。在肿瘤还未增大时，对身体的影响还不算严重。但随着肿瘤不断增大，就会出现听力急剧下降、头痛、头晕的症状。因此长期患有耳鸣的患者应该注意休息，定期检查，一旦出现明显的听力变化时，更要及时就医。

防治指南

自我检查：耳边经常听到类似蝉、蚊子的鸣响，持续时间长，如果还伴有失眠、头痛、头晕，则很有可能是耳鸣。如果耳鸣加剧或突然消失，听力严重减退，头痛剧烈，则有可能是听神经瘤的征兆。

挂号科别：神经外科、耳鼻喉科

治疗与保健：手术切除是治疗听神经瘤的最有效的手段之一。但大部分听神经瘤手术都难免损害听力，或造成其他面部神经的损伤。对于这一点患者应有心理准备。手术切除良性听神经瘤，预后一般比较好，复发的概率也比较低。

 69. 眼皮睁不开，当心胸腺瘤作祟

征兆：眼肌无力，眼皮睁不开，伴疲劳、手脚无力。

大病：胸腺瘤。

致病因素：此病主要是由胸腺上皮细胞和淋巴细胞发生变异引起的。

困得不行的时候，我们常常有眼皮耷拉着睁不开的感觉。不过如果有人在清醒的状态下眼皮都睁不开，那就不是小事情了。

小华是一名大三学生，好几个月前，他发现自己的眼皮好像出问题了。一开始只是觉得刚睡醒时睁开眼有些费劲，但后来眼皮耷拉、睁不开的情况越来越频繁，而且他常常觉得很累，走楼梯、搬东西时都有使不上劲的感觉。小华原先以为是休息不够，但就算他一天睡足了10小时也会如此，同学都开玩笑说他是“睡神”。

小华曾去校医的卫生室检查过，也没发现眼部有什么异常。有一次他路过球场的时候，因为眼皮耷拉着看不清，胸口被一个飞踢过来的足球撞到，感觉非常难受。小华被送到医院后，接受了胸部的CT检查，结果显示小华前纵隔的位置上长了一个肿瘤。通过乙酰胆碱抗体、血常规等检查，小华被确诊为胸腺瘤，而他的眼皮睁不开，就是胸腺瘤引起的眼肌无力症。

胸腺瘤为何会引发肌无力，目前科学家还没有研究出明确的原因。可能的原因是胸腺里产生的乙酰胆碱抗体影响到神经肌肉的功能，从而导致肌肉收缩力量下降。重症肌无力是胸腺瘤最常伴随的疾病，约1/3的胸腺瘤患者都会出现肌无力的情况。前面说过，眼皮睁不开，就是重症肌无力的早期表现之一——眼肌无力。

小华常常感到疲劳、手脚使不上劲，也是肌无力的表现。肌无力发展下去，还会影响呼吸系统的功能，导致呼吸困难、呼吸急促等危及生命的情况。幸好小华的胸腺瘤属于良性，经手术切除后，终于排除了危险。

胸腺瘤是胸腔纵隔常见的肿瘤，约50%患者没有明显的症状，因此早期并不容易发现。胸腺瘤引发的主要症状有肌无力、咳嗽、胸痛、呼吸困难、呼吸道反复感染、疲劳、消瘦、盗汗等。大约3%的胸腺瘤会发生恶变，引起胸水、严重呼吸困难、持续胸痛等较严重的临床症状。眼皮无力、睁不开的情况都很可能是重症肌无力、胸腺瘤或面神经病变的先兆，这时患者应尽快去医院接受检查。

由于胸腺瘤伴眼肌无力症有一定的遗传性，所以，如果自己的身体出现了上述早期症状，而家族也有胸腺瘤的病史，我们就要多留个心眼儿，及早检查。

防治指南

自我检查：对照镜子观察，做眨眼、抬眼皮的动作，看是否有异常。如经常出现眼皮抬起缓慢、眼皮耷拉、自觉疲劳、手脚无力，就可能是胸腺瘤引发的重症肌无力的先兆。

挂号科别：胸外科

治疗与保健：胸腺瘤的治疗方法主要是手术治疗，手术后视患者的具体情况采取放射治疗、化学治疗。目前多数胸腺瘤的外科手术都是胸腔镜微创手术，具有微创、康复快的优点。

70. “大头儿子”要警惕，或许是地中海贫血的征兆

征兆：儿童头过大，面色苍白，精神萎靡，后出现眼距变宽、鼻梁变扁等外貌改变及呼吸道感染。

大病：地中海贫血。

致病因素：有家族遗传史的人易患此症。

周先生家在农村，去年“十一”，他们迎来了儿子欢欢的出生，一家人都把孩子当宝贝宠着。孩子一天天长大，身体比较瘦，但头却比同龄的孩子大好多，邻居们都叫他“大头儿子”。

欢欢长到1岁时，突发怪病，面色苍白，精神萎靡，被送到镇里的医院接受了治疗也没什么效果，之后，孩子病情反而加重了，嘴唇也毫无血色。欢欢的家人急忙将孩子送到省里的大医院，经检查，医生确诊欢欢得的是β型地中海贫血，需要骨髓移植才能彻底根治。对周先生一家来说这简直是晴天霹雳。

地中海贫血又称海洋性贫血，是一种遗传性疾病，它是由于血红蛋白的结构异常引起的。血红蛋白的结构异常会导致红细胞变形性降低，从而使红细胞寿命缩短。久而久之，人就会贫血了。

儿童如果患有地中海贫血，一般会有个特征，就是脑袋比较大。这是由于患者血液的造血功能出了问题，就只好让同样具有造血功能的骨髓来补救。但骨髓造血过度，会使骨髓增生，导致骨骼变大。一般来说，患儿在1岁左右，头颅骨就会变得比同龄儿童大。

除了头颅变大，地中海贫血的患儿还有其他的特殊面容，例如额骨和颧骨都很高，但鼻子是塌的，眼距也变宽。这些都是红细胞溶解、破裂造成的。如果患儿的贫血长期得不到治疗，就会影响血液中的含氧量，致使全身组织器官缺氧。如果疾病影响到神经系统，病人就会出现像欢欢那样体力不足、精神萎靡不振的症状。

地中海贫血是由基因缺失或突变引起的，属于一种遗传疾病。夫妻双方或者一方是地中海贫血患者或者是基因携带者，后代患病的概率比较大。所以育龄期夫妇应当自觉接受相关检查，以查明双方是否患有地中海贫血或其他疾病，避免生下地中海贫血患儿，这是对后代也是对自己负责。

✚ 防治指南

自我检查：父母应该注意孩子在婴儿期后，是否出现以下情况。

1.贫血、浑身无力、水肿、肝脾肿大或轻微黄疸。

2.眼距变宽、鼻子过扁、头比一般儿童大。

挂号科别：儿科、血液内科

治疗与保健：骨髓移植和干细胞移植，是唯一能根治地中海贫血的方法；否则，患者需要终身接受定期输血。但由于费用高昂和相合配型难寻，终身输血很难被广泛应用。因此，及早发现地中海贫血致病基因，才是防治该病的关键所在。

71. 关灯总喊看不清，警惕宝宝先天视网膜色素变性

征兆：小儿入夜视力差。

大病：先天视网膜色素变性。

致病因素：此病主要和遗传因素有关。

秦女士的女儿朵朵今年5岁，从小就养成了早睡早起的好习惯。每到睡觉时间，妈妈就把她抱到床上躺好，关灯培养睡意。可是这段时间，只要妈妈一关灯，朵朵就会大吵大闹，直嚷嚷着周围太黑，看不清楚，要妈妈紧紧抱着才安心。刚开始秦女士以为朵朵视力发育不良，于是就买了一些维生素A，帮宝宝修复一下视力。不料，朵朵病情并没好转，甚至说白天也看不清楚了。秦女士吓坏了，赶紧带孩子到专门的眼科医院就诊。经过眼底病专科医师诊断，朵朵患上的是视网膜色素变性，属于先天性夜盲。现在朵朵的视力仅有0.4，到了以后还很有可能会失明。

视网膜色素变性是一种慢性遗传性眼病。人的眼球相当于一部照相机，视网膜上的感光细胞就是这部相机的胶片，这些细胞负责把光刺激转换为神经冲动，再经过视神经传到大脑，使人产生视觉。如果感光细胞发生了变性，相当于照相机的胶片“发霉”了，

人的视力就无法维持正常了。

视网膜色素变性的患儿，刚开始可能会有类似夜盲症的症状。这是因为视网膜中负责感受弱光的杆状细胞发生变性，失去了作用，人在光线较暗的情况下视力就会变差，在黑暗中不能看到物体，这和夜盲症的表现相似。

当然，夜盲症还和人体缺乏维生素A有关。视杆细胞必须消耗视紫红质才能感受光线。当人体缺乏维生素A，就很难持续性地生成视紫红质，因此就会患上夜盲症。但这种症状一般可以通过补充维生素A缓解，如果不能，就要怀疑是视网膜色素变性造成夜盲的可能了。

令人遗憾的是，目前医学界对于视网膜色素变性还是缺乏有效的治疗方法，它是致盲的一大因素。所以当孩子老是说怕黑，家长不要想当然地认为是他们胆小，一定要及早上医院接受检查，千万不可延误治疗以造成不可逆转的视功能损害。

防治指南

自我检查：父母平时应该留意观察孩子有没有夜晚睡眠不安、抱怨看不清东西的状况。另外，父母近亲结婚，父母一方或双方有夜盲症，要警惕孩子出现先天性夜盲的可能。

挂号科别：眼科

治疗与保健：视网膜色素变性是眼科中的一种疑难疾病，很容易导致失明，越早发现，越早治疗，效果最好。

医学博士为您答疑解惑之一：为什么一定要体检？

中医有句老话，叫“治未病”，意思是要在身体已出现问题，但还没有真正得病时，就开始预防或治疗，以避免患上严重的病。

本书中的病例给了我们这样的启示：只要做到早发现、早治疗，很多大病其实根本没有那么可怕。但对于平时就比较粗心大意的人来说，可能没有办法在大病出现小征兆的时候就第一时间发现并赶到医院。这时候我们就要通过一种更直接也更有效的方法来发现大病：体检。

一般说的体检，其实还包括入职、入伍、考驾照等程序中规定的体格检查。现在我们谈的体检，则主要是指健康检查。体检有以下两个目的：

1.及早发现疾病的征兆，有效预防；

2.在疾病变得更严重之前发现它，正确地诊断和治疗。

每年最少要进行一次体检。如果我们对普通的、检查项目较少的体检不放心，可以接受更全面的或针对特定脏器的检查。虽然这样检查费用会高一些，但绝对是值得的。

体检应该包含哪些项目？

普通的体检，检查的项目并不多，但从中已经能够看出很多问题。对大多数人来说，如果在常规的体检中并没有发现异常，已经可以放心。在普通的检查中发现异常，这足以提醒本人及早去做进一步的检查，以便确诊疾病。

体检一般应包含以下项目：

项目	目的
血液检查	检验血液中的细胞数、糖、脂质、蛋白质、激素等，检查脏器是否有炎症等异常，以及异常的程度等
尿液检查	检验尿液成分的性质或量，检查肾脏或肝脏等器官的功能
粪便检查	检验粪便成分的性质或量，检查胃、小肠、大肠等消化器官的状况
脑电波检查	检查脑神经的状况
心电图检查	检查是否有心肌梗死、心脏功能不全等心脏系统的异常
呼吸功能检查	测定肺活量等，检查肺、气管、支气管的状况
超声波检查（B超）	根据超声波的反射信息，检查肝脏、胰脏或卵巢等脏器的异常
X线检查	胸部或胃部照射X线，检查有无胃癌、肺癌或心脏系统的异常
内窥镜检查	利用内窥镜技术，直接观察食管、胃、肠等内脏有无异常

检查单要怎么看呢？

对于普通人来说，医生的处方常被称为“天书”，而检查单上密密麻麻的数字，虽然不是天书，却没有几个人知道它们代表着什么。详细地解释那些数字代表的含义，并不是本书的任务，就连资深的医学专家，也不见得能把其中奥妙用三言两语解释清楚。但最起码，我们应该看明白，各个检查单上的数字，是怎么表明我们的身体有没有问题，是否还需要接受进一步的检查。

在检查单的表格中，一般会有一栏写着“基准值”或“参考值”。基准值或参考值，是指用来判断检查结果是否正常的标准，这个标准是根据健康身体的各种测定值来设定的。如果自己的检查单上，相应的检查结果超出了标准数值的范围，就提示这一项有异常，要引起注意。

严格地来讲，单项的检查数值有异常，并不绝对代表身体有病；而检查数值没有任何异常，也不代表身体绝对没病。因为检查的结果会因为检查时的身体状况、季节、检查时间、年龄或体质差异而受到影响，所以具体的诊断还是要医师来下结论。拿到检查单后，最好把它和以前的检查单进行对比，就其中的变化仔细地询问医师，才能对自己的身体有更确切的了解。

医学博士为您答疑解惑之二：我们应该怎样去医院看病？

关于门诊的科别

随着医疗条件的改善，过去那种连大医院也只有几个科室的情况，已经一去不复返了。但科室繁多也会给我们带来困惑，尤其是在比较高等级的医院里，患者往往对着几十个复杂的科室，不知道自己要挂哪个号才好。

有些医院，会设有类似综合科这样的科室，如果实在不清楚自己该挂哪科，可以前往综合科咨询。可如果找不到综合科，我们就不得不去问导诊。但一般医院的导诊往往是由没有临床经验的非医务人员担任的，这样就容易出现“患者说不清，对方答不明”的情况，耽误了看病的时间。希望下面的这张表格，能够为您在挂号就诊时提供一些方便。

门诊科室一览表

诊室科名	受理疾病
普通内科	所有疾病几乎都可以在普通内科看，而且内科医师在诊断后，会为患者推荐更合适的科室

风湿免疫科	治疗疾病包括类风湿性关节炎、系统性红斑狼疮、强直性脊柱炎、原发性干燥综合征、骨关节炎、痛风等风湿免疫类疾病
神经内科	与脑、神经系统有关的疾病，如脑血管疾病、偏头痛、脑炎、脊髓炎、癫痫、痴呆、神经系统变性病、代谢病和遗传病、三叉神经痛、坐骨神经病及重症肌无力等
呼吸内科	气管或者肺部的疾病，如哮喘、气管炎、支气管炎、肺结核、肺心病、肺炎、肺癌等
消化内科	胃、肠（大肠、小肠、十二指肠等）、肝、胆、胰脏等疾病
内分泌科	内分泌系统的疾病，如糖尿病、肥胖症、骨质疏松、痛风等疾病
肾内科	有关肾脏的疾病，如肾病综合征、肾炎、肾衰竭、糖尿病肾病、高血压肾损害等
心内科	也叫心血管内科，治疗心绞痛、高血压、猝死、心律失常、心力衰竭、期前收缩、心律不齐、心肌梗死、心肌炎、心肌病等心血管疾病
血液内科	白血病、各种贫血、骨髓增生异常综合征、多发性骨髓瘤等各种血液病
变态反应科	各种过敏性疾病，如荨麻疹、湿疹、过敏性鼻炎、支气管哮喘等疾病
普通外科	所有需要手术的疾病
骨外科	骨头、关节或肌肉受伤等疾病
整形外科	身体表面受损，需要通过手术来修复的疾病

神经外科	需要手术的脑部、脊髓、神经系统的疾病，如颅脑损伤、脊髓损伤、脑肿瘤等
胸外科	需要手术的肺或气管等疾病
心外科	需要手术的心脏相关疾病，如心包病、先天性心脏病、缺血性心脏病、心脏肿瘤等
泌尿科	肾脏、尿路、男性性器官疾病、性病等疾病
肛肠科	大肠或者肛门的疾病，比如痔疮、便秘、肛门湿疹、肛裂等
妇产科	专门针对女性特有疾病进行治疗，或者围绕着生育前后进行检查、诊断和治疗
儿科	所有儿童疾病
眼科	发生于眼睛的疾病
口腔科	口腔、牙齿及牙周等处的疾病
皮肤科	皮肤、指甲、头发等处的疾病
耳鼻喉科	耳朵、鼻子、喉咙等处的疾病
放射科	使用X线、CT等进行诊断的科室
麻醉科	管理麻醉程序或者疼痛诊断的科室
检验科	协助其他科室对患者进行各种病理检验的科室，一般不会直接挂这个科的号
心理医学科	精神疾病、与压力过大有关的心理疾病
急诊科	需要立刻接受急救的疾病
中医科	提供各种疾病的中医治疗

什么样的病要马上去急诊？

在急诊科经常挤满了普通的患者，他们因为觉得难受，所以要求医生马上采取措施，甚至直接说明要打针的情况，让急诊科的医生哭笑不得。普通病人挂急诊，使本来就资源紧缺的急诊科更加繁忙，也让那些真正需要紧急处理的患者因此等候更长的时间，得不到及时救治。

相反，有一些患者和家人，在病情明明已经千钧一发时，仍觉得没什么大不了，或者以为自行服些药就可以解除病痛，从而错过了最好的治疗时机，甚至造成无法挽回的悲剧。

以上的情况，都是由患者及其家属缺乏知识造成的。如果我们能够了解一些关于急诊的知识，就能避免这些情况的发生。

如果符合以下情况中的一条或几条，一定要马上叫救护车，或者以最快的速度将患者送到医院：

1.持续40℃以上的高烧。

2.患者失去了意识，怎么喊他都没有反应。

3.有痉挛的现象，并伴运动麻痹和意识障碍。

4.发生剧烈的头痛，伴随呕吐或眩晕，有意识障碍。

5.胸部剧烈疼痛，呼吸困难或冒冷汗。

6.吐血。

7.无法排尿，伴随呕吐或意识障碍。

8.严重腹泻，或有血便情况。

9.脉搏极端异常。

附录：健康自测表

经常抽烟喝酒，及早防癌很重要			
出现症状	疑似大病	挂号科别	索引
声音长期嘶哑，咽喉部异物感	喉癌	耳鼻喉科	P2
呼吸困难，胸痛伴干咳，甚至咯血，说话时声音嘶哑	肺癌	胸外科 呼吸内科	P5
气喘、咳嗽、呼吸困难、紫绀、胸闷、桶状胸，天冷尤剧	肺气肿	呼吸内科	P8
间歇性血尿，无任何疼痛或不适	膀胱癌	泌尿科	P11
吃饭老咬舌头、掉筷子，一侧口角流涎，同侧手脚麻木	脑梗死	神经内科	P14
舌面大面积溃疡难愈，伴剧烈疼痛	舌癌	口腔科	P17
眼白、脸色发黄，胃口差，偶有恶心、反胃	乙肝	消化内科 传染病科	P20

胸部出现蜘蛛痣，乏力、疲倦、体重减轻，面部、眼眶皮肤发黑	肝硬化	肝脏内科	P23
颈部或其他体表下出现肿块，表面与正常皮肤同色，手推可感到滑动	脂肪瘤	皮肤科 普通外科	P26
视力模糊，血压升高	肾性视网膜病变	眼科 肾内科	P28
熬夜加班很辛苦，注意防癌保健康			
出现症状	**疑似大病**	**挂号科别**	**索引**
眼球暴突，颈部肿大，易激动，食欲亢进但是身体消瘦	甲亢	内分泌科 甲状腺外科	P32
脖子上出现肿块，吞咽时上下移动，呼吸困难，吞咽不畅	甲状腺瘤	甲状腺外科 内分泌科	P35
成年人身体突然长高，体重增加，手脚变粗大	脑垂体腺瘤	神经外科 内分泌科	P38
剧烈运动后，出现明显的呼吸急促、呼吸困难	心力衰竭	心内科	P41
胸闷、心悸、心跳加速	房颤	心内科 心外科	P44

上腹部剧烈疼痛反复出现，持续时间短	心肌梗死	心内科 心血管介入科	P47
尿流变细、偏歪、分叉，尿程延长，尿频、尿急、尿痛、尿不尽，夜尿增多	前列腺癌	男科 泌尿科	P50
感觉异常，突然愣神，局部肌肉抽搐，无缘无故地发笑，无意识地走动	癫痫	神经外科 神经内科	P53
在下巴与脖子的交界处有变大的淋巴结肿块，不痛也不痒，肿块逐渐变大	淋巴瘤	血液内科 免疫内科	P56
长期头晕、眼花、耳鸣、失眠，甚至出现昏厥	颈动脉狭窄	血管外科 心内科	P59
早起眼睑水肿、面色发黄，乏力，烦躁不安	尿毒症	肾内科	P61
突发的眼皮失控下垂，眼球难以转动，吞咽困难，甚至连走路都没有力气	重症肌无力	神经内科	P64
有暴食偏食坏习惯，警惕癌症盯上你			
出现症状	**疑似大病**	**挂号科别**	**索引**
上腹部疼痛（吃了干、硬食物后尤其明显），体重下降	胃癌	消化外科	P68

<table>
<tr><td>腹泻与便秘交替出现，腹部隐痛</td><td>结肠癌</td><td>肛肠科
普通外科</td><td>P71</td></tr>
<tr><td>皮肤瘙痒无比，夜尿频繁，眼睑、双脚水肿</td><td>肾衰竭</td><td>肾内科
泌尿科</td><td>P74</td></tr>
<tr><td>进食时喉咙像粘住一样，吞不下食物，咽喉部干燥，有紧缩感，伴有食物反流</td><td>食管癌</td><td>消化内科
胸外科</td><td>P77</td></tr>
<tr><td>呼吸中带有烂苹果味，经常口渴，不断喝水和上厕所</td><td>糖尿病</td><td>内分泌科</td><td>P80</td></tr>
<tr><td>鼻涕带有血丝，喉头发干，伴有头痛、鼻塞、耳鸣等</td><td>鼻咽癌</td><td>耳鼻喉科
肿瘤科</td><td>P83</td></tr>
<tr><td>多年便秘，忽然腹泻，伴有便血、消瘦、发热等</td><td>直肠癌</td><td>普通外科
肛肠科</td><td>P86</td></tr>
<tr><td>腿脚发软、心悸、胸闷、恶心、呕吐、腹胀、多尿、口渴、血压过低等</td><td>低钾血症</td><td>内分泌科</td><td>P89</td></tr>
<tr><th colspan="4">多注意身体卫生，是预防癌症的重中之重</th></tr>
<tr><th>出现症状</th><th>疑似大病</th><th>挂号科别</th><th>索引</th></tr>
<tr><td>突如其来的发热、乏力，继而脖子僵硬无比</td><td>脑膜炎</td><td>神经内科</td><td>P94</td></tr>
</table>

脸上出现几年都没有消退的痤疮，触之可滑动	粉瘤	皮肤科	P97
眼干、眼红、流泪、怕光，眼珠处出现白点，视物不清	真菌性角膜炎	眼科 五官科	P100
口腔黏膜糜烂，伴剧痛，继而皮肤上出现水疱	天疱疮	皮肤科	P103
长期背疼和下腹部隐痛，睾丸肿大、发硬	睾丸癌	泌尿科	P106
阑尾炎反复发作，右下腹剧痛	阑尾癌	普通外科	P108
发热、咽喉肿痛、关节疼痛、淋巴结肿大，持续时间长	艾滋病	皮肤科 传染病科	P111
乳房肿块，乳房不对称，乳头有高低异常、溢乳、溢血状况，皮肤发生改变，腋窝淋巴肿大	乳腺癌	乳腺科	P113

远离有毒环境，癌症自然远离你

出现症状	疑似大病	挂号科别	索引
出现无痛性间歇性血尿	肾盂癌	泌尿科	P118

面颊部偶尔出现触电般的疼痛，后转为持续性疼痛，说话、吃饭、刷牙、喝水时疼痛剧烈	脑膜瘤	神经外科	P121
连续数天的低热后突发高热，伴有头痛、呕吐、咽喉干燥和夜间盗汗	肺结核	呼吸内科 传染科	P124
脖子等处突然长出成片的红斑，表面伴有鳞形脱屑，抓挠后易出血	皮肤癌	皮肤科	P127
儿童头晕，不爱活动，面色苍白，乏力，贫血	白血病	血液内科	P130
低热、咽痛、上呼吸道感染，后出现腹痛	小儿过敏性紫癜	血液内科	P133
老年人怎么防癌，全家都应予以关注			
出现症状	**疑似大病**	**挂号科别**	**索引**
上腹和后背同时出现疼痛，伴有食欲不振、恶心	胰腺肿瘤	消化内科	P138
更年期妇女绝经前后阴道出现持续性的出血、流液	子宫内膜癌	妇科 肿瘤科	P141

疲劳、乏力持续出现，消瘦，右腹钝痛、压迫感，食欲减退、恶心、消化不良	肝癌	肝胆外科 肿瘤科 消化内科	P144
腹部剧痛，呕吐，腹部能摸到肠道突出的形状	肠梗阻	消化内科 消化外科	P147
白天站立或运动时腹股沟出现小肿块，晚上睡觉时肿块消失，偶有胀痛、便秘	疝气	普通外科	P150
做重复性的动作时缓慢且出现运动障碍，例如字越写越小，走路越来越快，慌慌张张，吃饭容易呛着，说话声音越来越小	帕金森综合征	神经内科	P153
记忆力明显减退，连处理熟悉的事情都有困难	阿尔茨海默病	神经内科	P156
平躺时腿部剧烈酸痛，坐起缓解	闭塞性动脉硬化	血管外科 心内科	P159
老人甩动胳膊就会晕倒，并伴有长期低血压	盗血综合征	心血管介入科 心血管外科	P161
儿童和孕妇是弱势群体，更要注意防癌			
出现症状	**疑似大病**	**挂号科别**	**索引**
儿童腹痛或关节痛，发低烧，哭闹	肾上腺神经母细胞瘤	儿科	P164

出生后，婴儿额头出现形如红豆的痣，质软，边界分明，后迅速长大突起	婴儿血管瘤	血管外科	P167
鼻腔生出硬物，摸上去觉得疼痛，呼吸困难，出现感觉障碍	横纹肌肉瘤	肿瘤科	P170
小儿无故出现头痛、呕吐	松果体母细胞瘤	神经科 肿瘤科	P172
新生儿出生后24小时内没有排出胎便或出生超过2天才排出稀质的胎便	新生儿巨结肠	儿科 小儿外科	P175
儿童走路总跌跤，常歪着头、斜着眼睛看东西	斜视性弱视	眼科	P177
小儿感觉减退，学会走路迟、走路姿势异常，出生时后背有包块、血管痣、皮肤凹陷和多毛现象	先天性脊椎裂、脊椎内肿瘤	儿科 骨外科 神经外科	P180
婴儿刚出生时双眼呈蓝色，继而变成白色	先天性青光眼	眼科	P182
育龄期妇女出现不明原因停经，腹部阵发性疼痛，阴道渗出深褐色的血液	宫外孕	妇科	P184
哺乳期妇女停止哺乳两星期后仍有乳汁分泌，乳腺无其他异常情况	催乳素细胞腺瘤致脑垂体病变	神经外科 内分泌科	P187

有家族病史，注意防范，大病就会躲着你			
出现症状	**疑似大病**	**挂号科别**	**索引**
脚底、手掌等易摩擦部位长出黑色素痣，随后黑色素痣变大、溃烂，或伴有反复出血	黑色素瘤	皮肤科	P190
嗅觉减退，但无感冒症状，常头痛，清晨尤剧	脑肿瘤	耳鼻喉科 神经外科 头颈外科	P193
腹部出现会跳动的肿块，腹痛，疼痛常常放射至背部	腹部主动脉瘤	血管外科	P196
肩膀一高一低，脊柱长期侧弯，伴有咳嗽、瘦弱、不明原因发热	骨肿瘤	骨肿瘤科	P199
长期存在的耳鸣突然消失，继而出现听力下降、头痛、头晕	听神经瘤	神经外科 耳鼻喉科	P202
眼肌无力，眼皮睁不开，伴疲劳、手脚无力	胸腺瘤	胸外科	P204
儿童头过大，面色苍白，精神萎靡，后出现眼距变宽、鼻梁变扁等外貌改变及呼吸道感染	地中海贫血	儿科 血液内科	P207
小儿入夜视力差	先天视网膜色素变性	眼科	P209

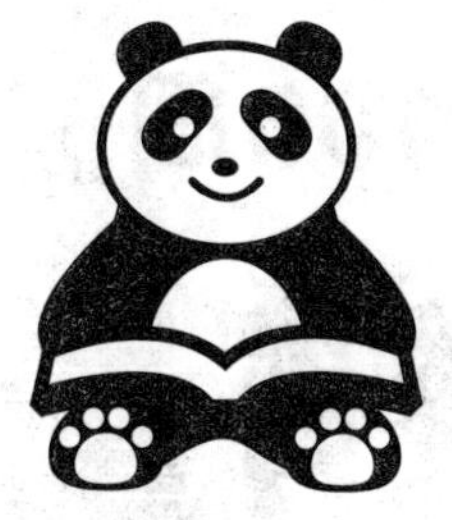

读客®家庭健康必备书

负责任地将**“实用”“有效”“安全”**的健康知识递到您的手中

什么是“读客家庭健康必备书”？

“读客家庭健康必备书”是读客图书为中国千百万家庭精心打造的保健类优质图书品牌。这个品牌的每一本书、每一个作者，读客都精挑细选，优中选优，只为负责任地将“实用”“有效”“安全”的健康知识递到您的手中。

请记住“读客家庭健康必备书”的3个特点：

1. **实用**：速查速用，方便实惠。
2. **有效**：内容的有效性均受专家审核认定。
3. **安全**：作者医师证向社会公开，受社会监督。

掌握健康知识，呵护全家健康，就读“读客家庭健康必备书”！

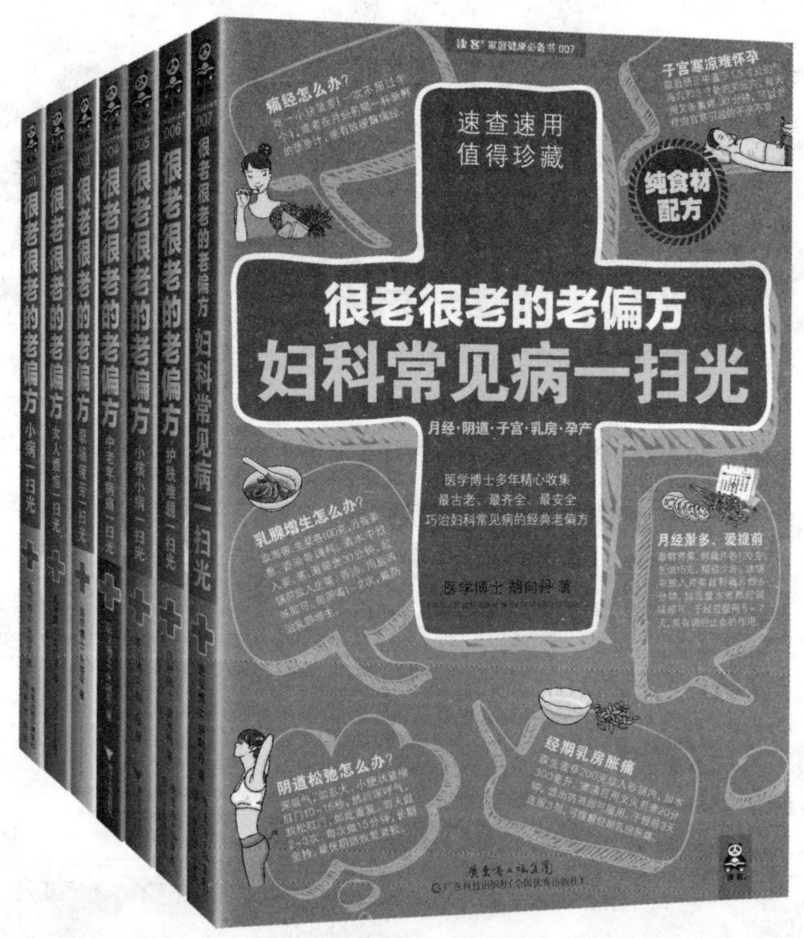
读客家庭健康必备书007
速查速用
值得珍藏
纯食材
配方
很老很老的老偏方
妇科常见病一扫光
月经·阴道·子宫·乳房·孕产
医学博士多年精心收集
最古老、最齐全、最安全
巧治妇科常见病的经典老偏方
医学博士 胡向丹 著
痛经怎么办？
子宫寒凉难怀孕
乳腺增生怎么办？
月经量多、爱提前
阴道松弛怎么办？
经期乳房胀痛
很老很老的老偏方 小病一扫光
很老很老的老偏方 女人疑难病一扫光
很老很老的老偏方 慢病养护一扫光
很老很老的老偏方 中老年病痛一扫光
很老很老的老偏方 小孩小病一扫光
很老很老的老偏方 护肤难题一扫光
很老很老的老偏方 妇科常见病一扫光

读客|家庭健康必备书_017：实用，有效，安全

《一万种减肥方法》热卖中！

解决各种虚胖、实胖、喝水都会胖的科学减肥大全

不是所有的减肥方法都适合你，但总有一种最适合你！

医学博士从导致女性肥胖的根源出发，悉心介绍各种最科学、最安全、最有效的减肥方法，通过控制热量、有氧运动、锻炼肌肉、调节心情、中医调理等多环节的系统配合，帮助你从根本上减轻体重、消除赘肉、塑造曲线，并养成一种不易反弹的健康体质。

无论你是虚胖、实胖，还是喝水都会胖，医学博士都有方法！每一种方法都经过医学验证，安全有效；每一种方法都选自天然食材，便宜好用；每一种方法都为你量身打造，温和舒适。本书是你不同时期、不同阶段的减肥必备，随手翻阅，随时燃烧脂肪、增强信心，想瘦就瘦！

翻开本书，发现最适合自己的减肥方法，从此让减肥变轻松、变简单！

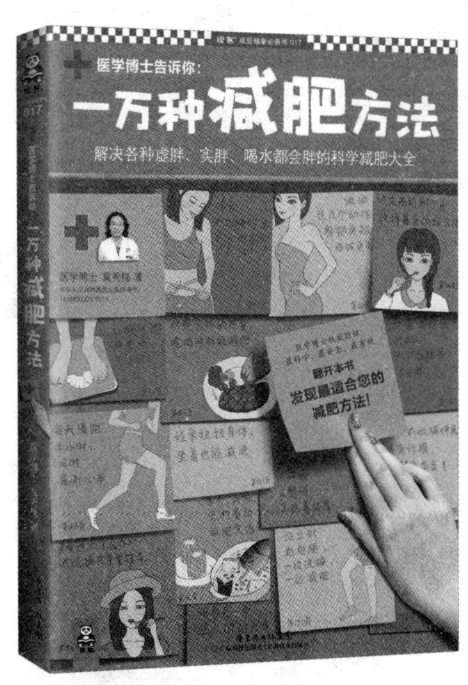